U0030423

打造 **50** 歲後的

蔬療養生力

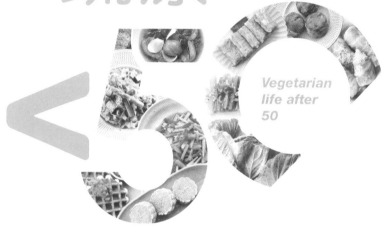

Vegetarian
life after
50

這樣吃素 　健腦益智 | 抗病慢老 | 增肌保骨

花蓮慈濟醫學中心高齡整合照護科
許晉譯醫師及營養師團隊
———— 合著

 原水文化

64道熟齡蔬食營養成分目錄

① 主食

p.57 麻油天貝蔬食鍋
每一份量 650 克，本食譜含2份

熱量 （大卡）	蛋白質 （克）	脂肪 （克）	飽和脂肪 （克）	碳水化合物 （克）	糖 （克）	鈉 （毫克）	維生素B12 （微克）
489	32.6	20.6	4.40	51.7	3.2	402	0.23

p.101 花菜薯球
每一份量157克，本食譜含3份

熱量 （大卡）	蛋白質 （克）	脂肪 （克）	飽和脂肪 （克）	碳水化合物 （克）	糖 （克）	鈉 （毫克）
136	5.2	5.2	1.73	18.8	1.3	241

p.105 雞豆雜糧粽
每一份量125克，本食譜含10份

熱量 （大卡）	蛋白質 （克）	脂肪 （克）	飽和脂肪 （克）	碳水化合物 （克）	糖 （克）	鈉 （毫克）
214	8.0	6.0	0.60	32.0	0.4	442

p.121 香椿蘆筍豆干炒麵
每一份量155克，本食譜含2份

熱量 （大卡）	蛋白質 （克）	脂肪 （克）	飽和脂肪 （克）	碳水化合物 （克）	糖 （克）	鈉 （毫克）
284	10.0	12.7	2.27	36.1	0.5	287

p.145 雙花番茄燉飯
每一份量280克，本食譜含2份

熱量 （大卡）	蛋白質 （克）	脂肪 （克）	飽和脂肪 （克）	碳水化合物 （克）	糖 （克）	鈉 （毫克）	鈣 （毫克）
359	11.4	15.2	6.10	46.0	5.7	76	295

維生素D （微克）
1.60

p.163 焗烤白醬娃娃菜飯
每一份量350克，本食譜含2份

熱量 （大卡）	蛋白質 （克）	脂肪 （克）	飽和脂肪 （克）	碳水化合物 （克）	糖 （克）	鈉 （毫克）	鈣 （毫克）
477	15.3	16.6	11.20	66.7	3.4	344	320

❶ 主食

p.185 三鮮豆簽麵 | 每一份量650克，本食譜含2份

熱量 （大卡）	蛋白質 （克）	脂肪 （克）	飽和脂肪 （克）	碳水化合物 （克）	糖 （克）	鈉 （毫克）
356	10.0	12.0	1.10	51.0	+	1534

p.199 客家碗粿 | 每一份量220克，本食譜含2份

熱量 （大卡）	蛋白質 （克）	脂肪 （克）	飽和脂肪 （克）	碳水化合物 （克）	糖 （克）	鈉 （毫克）
230	6.8	0.8	0.10	49.0	1.0	662

洛神紫蘇海苔壽司 | 每一份量62克，本食譜含3份

熱量 （大卡）	蛋白質 （克）	脂肪 （克）	飽和脂肪 （克）	碳水化合物 （克）	糖 （克）	鈉 （毫克）	維生素B12 （微克）
117	15.2	4.9	0.70	4.0	+	188	2.42

甘藍白玉捲 | 每一份量120克，本食譜含5份

熱量 （大卡）	蛋白質 （克）	脂肪 （克）	飽和脂肪 （克）	碳水化合物 （克）	糖 （克）	鈉 （毫克）
160	8.6	9.8	1.70	11.0	1.7	147

梅乾蒸豆皮 | 每一份量160克，本食譜含2份

熱量 （大卡）	蛋白質 （克）	脂肪 （克）	飽和脂肪 （克）	碳水化合物 （克）	糖 （克）	鈉 （毫克）	鉀 （毫克）
108	8.0	6.0	1.00	5.0	2.0	900	186

磷 （毫克）	鈣 （毫克）	鐵 （毫克）
126	49	3.40

南瓜醬栗子豆腐 | 每一份量155克，本食譜含2份

熱量 （大卡）	蛋白質 （克）	脂肪 （克）	飽和脂肪 （克）	碳水化合物 （克）	糖 （克）	鈉 （毫克）	鉀 （毫克）
300	11.6	16.2	2.80	29.5	8.7	303	636

高蛋白捲餅

p.34

熱量 （大卡）	蛋白質 （克）	脂肪 （克）	飽和脂肪 （克）	碳水化合物 （克）	糖 （克）	鈉 （毫克）	鈣 （毫克）
281	10.8	20.1	3.20	21.3	2.3	215	56

維生素D （微克）
0.70

│ 每一份量148克，本食譜含2份

茄香黑豆阿給

熱量 （大卡）	蛋白質 （克）	脂肪 （克）	飽和脂肪 （克）	碳水化合物 （克）	糖 （克）	鈉 （毫克）	鈣 （毫克）
229	12.5	15.3	0.95	11.4	1.3	286	148

│ 每一份量335克，本食譜含2份

和風豆腐燒

熱量 （大卡）	蛋白質 （克）	脂肪 （克）	飽和脂肪 （克）	碳水化合物 （克）	糖 （克）	鈉 （毫克）
147	13.4	3.5	1.04	16.3	9.4	1790

│ 每一份量160克，本食譜含2份

糙米漿豆腐腦

熱量 （大卡）	蛋白質 （克）	脂肪 （克）	飽和脂肪 （克）	碳水化合物 （克）	糖 （克）	鈉 （毫克）
299	22.6	14.3	2.97	21.1	8.3	74

│ 每一份量360克，本食譜含4份

❸ 蛋主菜

鹹蛋絲瓜

p.63

熱量 （大卡）	蛋白質 （克）	脂肪 （克）	飽和脂肪 （克）	碳水化合物 （克）	糖 （克）	鈉 （毫克）	維生素B12 （微克）
145	8.0	7.2	2.50	4.5	2.0	900	1.40

│ 每一份量150克，本食譜含2份

金菇烘蛋

p.97

熱量 （大卡）	蛋白質 （克）	脂肪 （克）	飽和脂肪 （克）	碳水化合物 （克）	糖 （克）	鈉 （毫克）
235	9.5	19.7	4.66	6.1	2.4	299

│ 每一份量138克，本食譜含3份

豆漿香菇金元寶蛋餃

p.123

熱量 （大卡）	蛋白質 （克）	脂肪 （克）	飽和脂肪 （克）	碳水化合物 （克）	糖 （克）	鈉 （毫克）
161	9.5	12.0	3.90	3.6	1.2	320

│ 每一份量105克，本食譜含2份

❸ 蛋主菜

p.151 彩蔬玉子燒

| 每一份量95克，本食譜含2份

熱量 （大卡）	蛋白質 （克）	脂肪 （克）	飽和脂肪 （克）	碳水化合物 （克）	糖 （克）	鈉 （毫克）	鉀 （毫克）
151	8.5	11.4	2.66	4.6	0.5	263	137

磷 （毫克）	鈣 （毫克）	鐵 （毫克）	維生素D （微克）
121	41	1.57	1.70

p.167 海帶歐姆蛋包

| 每一份量285克，本食譜含2份

熱量 （大卡）	蛋白質 （克）	脂肪 （克）	飽和脂肪 （克）	碳水化合物 （克）	糖 （克）	鈉 （毫克）	鈣 （毫克）
208	10.1	16.9	1.20	3.9	1.2	470	199

p.175 雲朵蛋

| 每一份量70克，本食譜含2份

熱量 （大卡）	蛋白質 （克）	脂肪 （克）	飽和脂肪 （克）	碳水化合物 （克）	糖 （克）	鈉 （毫克）
156	11.5	10.2	2.30	4.5	2.5	370

p.189 三色蛋

| 每一份量90克，本食譜含4份

熱量 （大卡）	蛋白質 （克）	脂肪 （克）	飽和脂肪 （克）	碳水化合物 （克）	糖 （克）	鈉 （毫克）
176	15.3	12.2	4.07	2.1	+	750

p.203 翡翠芙蓉蛋

| 每一份量300克，本食譜含2份

熱量 （大卡）	蛋白質 （克）	脂肪 （克）	飽和脂肪 （克）	碳水化合物 （克）	糖 （克）	鈉 （毫克）
166	14.9	9.9	3.40	5.4	0.2	373

❹ 配菜

p.85 腐皮銀芽捲佐柳橙堅果醬

| 每一份量85克，本食譜含2份

熱量 （大卡）	蛋白質 （克）	脂肪 （克）	飽和脂肪 （克）	碳水化合物 （克）	糖 （克）	鈉 （毫克）
132	9.7	7.9	1.19	6.1	2.2	72

p.99 茭白拌鮮蔬

| 每一份量90克，本食譜含2份

熱量 （大卡）	蛋白質 （克）	脂肪 （克）	飽和脂肪 （克）	碳水化合物 （克）	糖 （克）	鈉 （毫克）
20	1.2	0.1	0.06	5.0	2.5	149

❹ 配菜

p.111 山苦瓜封
| 每一份量150克，本食譜含4份

熱量 （大卡）	蛋白質 （克）	脂肪 （克）	飽和脂肪 （克）	碳水化合物 （克）	糖 （克）	鈉 （毫克）
181	11.6	8.6	+	15.1	2.6	497

p.127 彩椒杏鮑菇豆腐盅
| 每一份量140克，本食譜含2份

熱量 （大卡）	蛋白質 （克）	脂肪 （克）	飽和脂肪 （克）	碳水化合物 （克）	糖 （克）	鈉 （毫克）	鉀 （毫克）
228	15.1	3.6	3.10	19.4	1.0	452	286

p.147 木耳露
| 每一份量300克，本食譜含1份

熱量 （大卡）	蛋白質 （克）	脂肪 （克）	飽和脂肪 （克）	碳水化合物 （克）	糖 （克）	鈉 （毫克）	鉀 （毫克）
73	0.5	0.1	0.02	18.3	14.3	13	129

磷 （毫克）	鈣 （毫克）	鐵 （毫克）
16	82	0.23

p.165 花芝芥藍
| 每一份量120克，本食譜含2份

熱量 （大卡）	蛋白質 （克）	脂肪 （克）	飽和脂肪 （克）	碳水化合物 （克）	糖 （克）	鈉 （毫克）	鈣 （毫克）
162	5.4	12.2	1.04	9.2	2.5	159	299

p.181 涼拌蘋果山藥
| 每一份量150克，本食譜含2份

熱量 （大卡）	蛋白質 （克）	脂肪 （克）	飽和脂肪 （克）	碳水化合物 （克）	糖 （克）	鈉 （毫克）
139	4.7	0.8	0.12	28.5	9.1	608

p.183 馬告野莧餛飩湯
| 每一份量290克，本食譜含2份

熱量 （大卡）	蛋白質 （克）	脂肪 （克）	飽和脂肪 （克）	碳水化合物 （克）	糖 （克）	鈉 （毫克）
180	9.4	5.2	1.28	25.6	+	600

p.69 榛果奶凍

每一份量270克，本食譜含2份

熱量 （大卡）	蛋白質 （克）	脂肪 （克）	飽和脂肪 （克）	碳水化合物 （克）	糖 （克）	鈉 （毫克）	維生素B12 （微克）
225	5.5	6.8	1.24	39.6	18.6	32	0.30

p.93 黑糖核桃葡萄乾司康

每一份量80克，本食譜含5份

熱量 （大卡）	蛋白質 （克）	脂肪 （克）	飽和脂肪 （克）	碳水化合物 （克）	糖 （克）	鈉 （毫克）	鉀 （毫克）
255	5.7	8.1	4.70	40.6	9.5	71	166

p.113 芝麻烙餅

每一份量60克，本食譜含3份

熱量 （大卡）	蛋白質 （克）	脂肪 （克）	飽和脂肪 （克）	碳水化合物 （克）	糖 （克）	鈉 （毫克）
243	6.9	13.3	2.02	27.3	5.0	246

p.135 樹豆腰果八寶粥

每一份量400克，本食譜含5份

熱量 （大卡）	蛋白質 （克）	脂肪 （克）	飽和脂肪 （克）	碳水化合物 （克）	糖 （克）	鈉 （毫克）
338	9.7	2.2	0.80	70.0	33.0	66

p.153 松子牛奶粥

每一份量120克，本食譜含3份

熱量 （大卡）	蛋白質 （克）	脂肪 （克）	飽和脂肪 （克）	碳水化合物 （克）	糖 （克）	鈉 （毫克）	鉀 （毫克）
285	8.9	17.9	1.76	25.2	9.0	42	297

磷 （毫克）	鈣 （毫克）	鐵 （毫克）	維生素D （微克）
313	175	1.72	1.60

p.171 五穀養生黑芝麻糊

每一份量200克，本食譜含4份

熱量 （大卡）	蛋白質 （克）	脂肪 （克）	飽和脂肪 （克）	碳水化合物 （克）	糖 （克）	鈉 （毫克）	鈣 （毫克）
219	6.0	11.5	1.80	25.2	7.2	5	336

p.213 紅藜檸汁鷹嘴豆泥

每一份量113克，本食譜含3份

熱量 （大卡）	蛋白質 （克）	脂肪 （克）	飽和脂肪 （克）	碳水化合物 （克）	糖 （克）	鈉 （毫克）	鉀 （毫克）
310	12.9	15.8	2.64	34.4	+	250	632

❺ 堅果

p.215 花生22穀奶 ┃每一份量132克,本食譜含2份

熱量 (大卡)	蛋白質 (克)	脂肪 (克)	飽和脂肪 (克)	碳水化合物 (克)	糖 (克)	鈉 (毫克)
289	13.7	16.3	7.54	24.1	10.5	98

❻ 奶／湯／飲品

p.67 紅豆拿鐵 ┃每一份量300克,本食譜含5份

熱量 (大卡)	蛋白質 (克)	脂肪 (克)	飽和脂肪 (克)	碳水化合物 (克)	糖 (克)	鈉 (毫克)	維生素B12 (微克)
266	11.5	1.7	1.05	52.4	22.0	14	0.14

膳食纖維 (克)
9.2

p.83 冬瓜蓮子湯 ┃每一份量250克,本食譜含4份

熱量 (大卡)	蛋白質 (克)	脂肪 (克)	飽和脂肪 (克)	碳水化合物 (克)	糖 (克)	鈉 (毫克)
101	4.0	0.7	0.09	20.6	0.2	199

p.87 蜜黃豆燒仙草 ┃每一份量345克,本食譜含4份

熱量 (大卡)	蛋白質 (克)	脂肪 (克)	飽和脂肪 (克)	碳水化合物 (克)	糖 (克)	鈉 (毫克)
101	5.3	2.4	0.35	17.0	10.0	37

p.131 馬鈴薯玉米濃湯 ┃每一份量350克,本食譜含2份

熱量 (大卡)	蛋白質 (克)	脂肪 (克)	飽和脂肪 (克)	碳水化合物 (克)	糖 (克)	鈉 (毫克)
262	11.9	7.6	1.42	36.0	4.2	302

p.155 香濃南瓜蘑菇湯 ┃每一份量242克,本食譜含3份

熱量 (大卡)	蛋白質 (克)	脂肪 (克)	飽和脂肪 (克)	碳水化合物 (克)	糖 (克)	鈉 (毫克)	鉀 (毫克)
245	8.9	11.1	1.53	30.8	7.2	184	551

磷 (毫克)	鈣 (毫克)	鐵 (毫克)	維生素D (微克)
120	82	2.69	9.01

p.161 果蜜檸檬飲

│ 每一份量380克，本食譜含2份

熱量 （大卡）	蛋白質 （克）	脂肪 （克）	飽和脂肪 （克）	碳水化合物 （克）	糖 （克）	鈉 （毫克）	鈣 （毫克）
117	0.2	0.1	0.02	30.7	0.1	1	4

p.173 豆腐糰子杏仁糊

│ 每一份量350克，本食譜含2份

熱量 （大卡）	蛋白質 （克）	脂肪 （克）	飽和脂肪 （克）	碳水化合物 （克）	糖 （克）	鈉 （毫克）	鈣 （毫克）
299	8.6	6.5	0.48	51.6	12.0	68	211

p.191 鳳梨蓮子銀耳湯

│ 每一份量240克，本食譜含2份

熱量 （大卡）	蛋白質 （克）	脂肪 （克）	飽和脂肪 （克）	碳水化合物 （克）	糖 （克）	鈉 （毫克）
109	3.8	0.3	0.09	26.0	10.0	47

⑦ 水果

p.71 白桃鬆餅

│ 每一份量175克，本食譜含2份

熱量 （大卡）	蛋白質 （克）	脂肪 （克）	飽和脂肪 （克）	碳水化合物 （克）	糖 （克）	鈉 （毫克）	維生素B12 （微克）
250	10.0	5.6	2.00	35.0	9.0	91	0.50

p.89 洋菜芭樂絲

│ 每一份量120克，本食譜含2份

熱量 （大卡）	蛋白質 （克）	脂肪 （克）	飽和脂肪 （克）	碳水化合物 （克）	糖 （克）	鈉 （毫克）	膳食纖維 （克）
77	0.7	0.3	0.07	19.3	11.2	528	5.8

p.103 夏日水果酪梨散壽司

│ 每一份量390克，本食譜含1份

熱量 （大卡）	蛋白質 （克）	脂肪 （克）	飽和脂肪 （克）	碳水化合物 （克）	糖 （克）	鈉 （毫克）	鉀 （毫克）
485	12.8	15.4	2.80	77.4	0.3	1142	442

磷 （毫克）	鈣 （毫克）	鐵 （毫克）
167	129	2.06

❼ 水果

p.133 草莓高蛋白果昔

每一份量300克，本食譜含2份

熱量 （大卡）	蛋白質 （克）	脂肪 （克）	飽和脂肪 （克）	碳水化合物 （克）	糖 （克）	鈉 （毫克）	膳食纖維 （克）
233	6.8	4.7	1.20	33.0	19.0	66	4.2

p.159 水果可麗餅

每一份量145克，本食譜含4份

熱量 （大卡）	蛋白質 （克）	脂肪 （克）	飽和脂肪 （克）	碳水化合物 （克）	糖 （克）	鈉 （毫克）	鉀 （毫克）
171	3.4	3.7	2.40	32.7	18.5	29	348

磷 （毫克）	鈣 （毫克）	鐵 （毫克）
73	66	0.42

p.193 梅子百合枇杷羹

每一份量305克，本食譜含2份

熱量 （大卡）	蛋白質 （克）	脂肪 （克）	飽和脂肪 （克）	碳水化合物 （克）	糖 （克）	鈉 （毫克）
106	1.6	0.2	0.05	26.5	15.6	6

p.195 香蕉餅

每一份量210克，本食譜含2份

熱量 （大卡）	蛋白質 （克）	脂肪 （克）	飽和脂肪 （克）	碳水化合物 （克）	糖 （克）	鈉 （毫克）
109	0.7	5.1	0.86	16.7	5.0	+

p.207 醬醬提拉米蘇

每一份量420克，本食譜含2份

熱量 （大卡）	蛋白質 （克）	脂肪 （克）	飽和脂肪 （克）	碳水化合物 （克）	糖 （克）	鈉 （毫克）
165	5.6	3.0	0.46	30.5	9.3	49

❽ 點心

p.61 藜麥桂圓米糕

每一份量40克，本食譜含6份

熱量 （大卡）	蛋白質 （克）	脂肪 （克）	飽和脂肪 （克）	碳水化合物 （克）	糖 （克）	鈉 （毫克）	維生素B12 （微克）
82	4.0	0.5	0.03	16.5	0.1	7	0.02

p.65 瑪格麗特吐司

| | 每一份量110克，本食譜含2份

熱量 （大卡）	蛋白質 （克）	脂肪 （克）	飽和脂肪 （克）	碳水化合物 （克）	糖 （克）	鈉 （毫克）	維生素B12 （微克）
295	9.3	14.5	4.80	32.7	5.0	400	0.24

p.79 高纖低脂綠豆燕麥月餅

| | 每一份量35克，本食譜含3份

熱量 （大卡）	蛋白質 （克）	脂肪 （克）	飽和脂肪 （克）	碳水化合物 （克）	糖 （克）	鈉 （毫克）	膳食纖維 （克）
96	3.0	1.0	0.30	19.8	1.5	14	2.1

p.91 芋頭鮮奶酪

| | 每一份量220克，本食譜含3份

熱量 （大卡）	蛋白質 （克）	脂肪 （克）	飽和脂肪 （克）	碳水化合物 （克）	糖 （克）	鈉 （毫克）	鉀 （毫克）
244	6.0	6.2	3.88	41.2	18.7	64	489

p.129 菇菇素圓

| | 每一份量185克，本食譜含4份

熱量 （大卡）	蛋白質 （克）	脂肪 （克）	飽和脂肪 （克）	碳水化合物 （克）	糖 （克）	鈉 （毫克）
202	8.7	3.6	0.52	36.7	0.5	320

p.157 芋頭南瓜籽西米露

| | 每一份量117克，本食譜含3份

熱量 （大卡）	蛋白質 （克）	脂肪 （克）	飽和脂肪 （克）	碳水化合物 （克）	糖 （克）	鈉 （毫克）	鉀 （毫克）
268	6.6	8.3	1.19	43.3	14.6	70	262

磷 （毫克）	鈣 （毫克）	鐵 （毫克）	維生素D （微克）
133	57	2.39	2.11

p.205 蓮子雙糕潤

| | 每一份量420克，本食譜含2份

熱量 （大卡）	蛋白質 （克）	脂肪 （克）	飽和脂肪 （克）	碳水化合物 （克）	糖 （克）	鈉 （毫克）
242	6.8	6.6	0.03	39.7	15.1	108

p.211 豌豆黃

| | 每一份量100克，本食譜含4份

熱量 （大卡）	蛋白質 （克）	脂肪 （克）	飽和脂肪 （克）	碳水化合物 （克）	糖 （克）	鈉 （毫克）
102	4.6	0.2	+	23.4	12.5	2

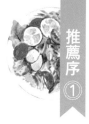

蔬食強心緩退化

林俊龍｜佛教慈濟醫療財團法人執行長

　　慈濟舉辦的活動，每每提供的蔬食餐飲，都能讓與會者大讚色香味俱全，好看又好吃，常常聽到的評語都是「原來素食這麼好吃！」證嚴上人很久以前就提醒慈濟志工「寸菜、寸心」，讓人一口吃一寸菜，食用方便，且準備料理的每個動作都要用心。本著同樣的心意，花蓮慈濟醫院高齡醫學中心團隊與營養師團隊，為了熟齡民眾，設計了營養、美味、又方便吞嚥的食譜，讓人能感覺到他們為長者族群健康著想的愛與關懷。

　　隨著年齡老化，是人生不可避免的自然法則，但是用優雅而健康的方式慢慢老去，是人人都可以做到的，如同上人祝福高齡的慈濟志工，開設了「壽量寶藏」，幫每個人年輕五十歲，八十歲的人，有五十歲寄存在壽量寶藏裡，實際只有三十歲，還可以保持健康的心態與盡量做的能力。

　　我常強調，要優雅慢老，請掌握三大重點：充足的營養且最好是素食、定期定量的運動、人際互動與活動參與。

　　在我擔任大林慈濟醫院院長期間至今，與團隊建立起現為世界第三大的素食世代研究資料庫，這些年來在國際間已發表不少研究成果，例如：素食者在腦中風、糖尿病、血管硬化、高血壓、白內障、痛風、脂肪肝等慢性疾病的罹患率明顯低於葷食者；可見素食是一種健康慢老的飲食方式。

　　第二個重點是定期定量的運動，建議一星期至少三天，每次 30 分鐘，強化肌力，預防或減緩肌少症的發生。運動時，若能適當的曬到太陽，還能吸收維生素 D，預防骨質疏鬆。

　　最後一個重點是，不要以為自己老了、動作慢了，就宅在家裡，要走出家門與人互動，或是參加一些活動。現在有不少日間長照據點或社區關懷據點，都可以善加利用。人際上的互動與參與，都是減緩老化、減少憂鬱、強化功能、保存記憶的好方法。

　　身為心臟內科專科醫師，我個人素食已三十多年，也寫書推動素食飲食，許多心臟病人聽從我的建議，少吃肉，多吃蔬果、多運動，還是可以維持一定的心臟功能，減緩惡化。

　　隨著醫師生涯的經驗累積，很多病人也跟著我這個醫師慢慢變老，其實最最重要的，是「心」，我們一起讓心保持年輕。撰寫此序文的時期，正是臺灣所有醫療從業人員為新冠肺炎防疫嚴守崗位的同時，感恩全球醫療同業的辛勞，虔誠祈願全球疫情早日消弭，全世界的人們健康平安，感恩。

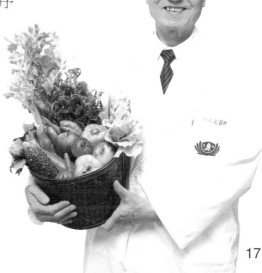
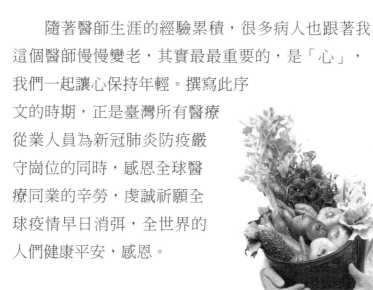

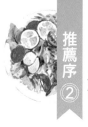

清淨營養易料理，蔬食好健康

林欣榮｜花蓮慈濟醫學中心院長

　　根據研究指出，不健康飲食、缺乏運動、不當飲酒及吸菸等，是非傳染病的四大危險因子。特別是對於年長者來說，落實健康的飲食概念，培養良好的健康生活型態，不僅有助於慢性疾病的控制，甚至可以遠離肥胖症、甚至慢性疾病的發生，讓老年生活有品質。

　　花蓮慈濟醫院高齡整合照護科主治醫師許晉譯及營養師團隊為熟齡及銀髮朋友精心策畫的素食料理，六十四道食譜，完全從營養均衡、食材多樣且取得容易等方向思考，就是在少鹽、少油、少糖、高纖維的基礎下，讓銀髮朋友輕易的在日常素食中吃得營養，並且吃出健康與幸福。

　　肌少症和衰弱症是我們必須重視的兩個老年病症候群。主要的症狀是體重減輕、肌力下降，以及活動力變弱等。在台灣，六十五歲的人肌少症的盛行率是男性為 23.6%、女性為 18.6%；衰弱症盛行率 4.9%，衰弱前期為 40%，且盛行率與年齡增長成正比。

　　營養的補充與規律運動是可以預防和改善衰弱及肌少症，因此均衡攝取足夠的熱量及優質蛋白質，並多攝取富含維生素 D 的食物，對於熟齡族群來說很重要。素食營養須均衡攝取六大類食物包括全穀雜糧類、乳品類、豆蛋類、蔬菜類、水果類以及油脂與堅果種子類。

　　未精製的全穀雜糧類可提供熱量及豐富的維生素 B 群、維生素 E、礦物質及膳食纖維；精製過的穀類或加工製品，大多使用多量的糖和油脂，不僅吃不到全穀的營養，還容易吃進過

多的熱量，造成肥胖及各種疾病，這是營養師常給我們的叮嚀。

多吃富含膳食纖維的食物如蔬菜、水果、全穀雜糧（例如糙米、全麥饅頭），可使排便更順暢；優質的蛋白質如黃豆、雞蛋、乳品類；鈣質豐富的食物有乳品類及傳統豆腐、豆干等豆製品，以及深綠色蔬菜。宜避免選擇如麵筋、百頁豆腐等高脂的黃豆製品。

有些人怕吃素會蛋白質攝取量不足而導致身體虛弱無力，尤其是老年人。但現在的科學研究顯示，植物性蛋白質與動物性蛋白質含量相當，甚至更高。以「淨斯力能調養素」為例，將植物性蛋白質磨成粉狀，對於咀嚼力較差的長者，方便吸收養分；每一百公克約含 12 ～ 16 公克蛋白質，而且富含必需胺基酸的質與量都很好，不亞於肉品的必需胺基酸，比例成分更優。

均衡攝取足夠的熱量及優質蛋白質之外，要活就要動，適度的曬太陽，身體會產生維生素 D，幫助鈣質吸收，因此生活中足夠的營養熱量，搭配充足日曬與規律運動，可以預防和改善衰弱症及肌少症，且有助於增加骨本，減緩骨質疏鬆的速度。

花蓮慈濟醫院營養師團隊不僅為住院病人及同仁打造健康素食生活圈，更希望經由素食書，傳遞健康素觀念，做您及家人的營養師，從正確素食中吃足熱量與營養，不僅擁有與萬物結好緣的清淨心，更能日日保持最佳身心靈狀況，充滿活力。

19

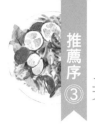

美味營養，健康慢老有方

羅慶徽｜花蓮慈濟醫學中心副院長暨高齡健康中心主任

　　花蓮慈濟醫學中心高齡醫學與營養師團隊，試圖設計適合銀髮族素食者的食譜，讓大家能夠輕輕鬆鬆享受美好佳餚，又能夠兼顧重要營養攝取。

　　團隊在設計規畫這本書的時候，除了食物的準備以及料理方式的介紹，更提供為什麼要補充重要營養素的知識。由醫師透過深入淺出的簡介，讓讀者了解蛋白質、鈣質、維生素 B12 或維生素 D 等營養素的重要性與功能。

　　營養師也將食譜區分為八大主題，幫助銀髮族透過飲食達到頭腦清晰、肌肉強健、骨骼強壯的效果，其中也包含懷舊風格的料理食譜，讓長輩能夠藉由飲食回到童年或青春時期的美好回憶。

　　此外，由口進食的概念，在近幾年來越來越風行，隨著西方概念傳入台灣，有越來越多的家屬願意替長者或患者料理煮食，讓高齡長者或患者有更多由口進食的機會，這也是這本食譜書特別為長者設計的料理特點。能夠由口進食，親口品嘗食物所帶來的滋味，會讓長者的生活增添不少樂趣。

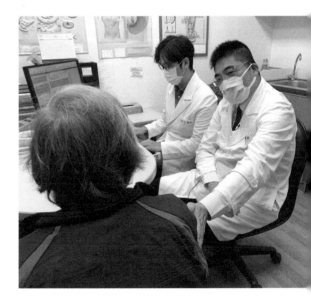

　　其中八大主題裡面，在高齡醫學領域最近廣為醫界所討論的就是───蛋白質補充的重要性。蛋白質在人體被各個系統使用的範圍非常廣泛，包含每個細胞的細胞膜組成、免疫系統的抗體製造、肌肉組織的結構穩定等等，而目前最為科學家清楚知道機轉的，就是肌少症。

　　目前預防肌少症的方法，主要有二，一是要進行多面向的運動，尤其是阻力運動的練習；二是補足足夠的優質蛋白質。能夠從多樣食材中攝取足夠的蛋白質，讓肌肉維持正常生理功能，就能夠走得更好，走得更遠。祝福每位長者都能隨著年齡的增長，活得健康而優雅。

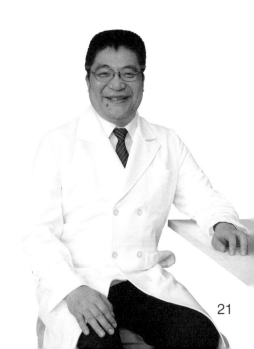

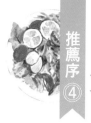

享用家常菜，營養又幸福

劉詩玉｜花蓮慈濟醫學中心營養科主任

現在社會上的熟齡長輩，和過去十年的銀髮族已有相當的差別；無論在健康狀況、成長環境與受教育程度、及對退休後老年生活的認知；現在 65 歲以上的長輩，都是戰後嬰兒潮世代的一員，大多數仍維持著健康的身體，及具有高度的生活自主性，生活能力不亞於少年時期。而他們過去多半有照顧逐漸年邁父母的經驗，也因此更有感於老年生活品質的重要性。

從年過 50 的熟齡階段，到步入 65 歲以後，對於飲食的要求，首重在「健康養生」。而且，我們發現現在的長輩大多喜歡自己下廚備餐。

今年因應新冠肺炎疫情嚴守防疫要求，我家年屆 70 歲的父母突發奇想，來花蓮到女兒家裡過年，也讓我因此有機會近距離照顧父母的每日三餐。然而父親因需植牙治療，年前做了拔牙手術，全口只剩六顆牙齒！於是，我也觀察到父親的飲食行為，訝異長輩對年菜傳統習俗的根深蒂固，例如堅持一定要吃「年糕」，我只有在一旁膽戰心驚的看著父親吃下那塊年糕，幸好沒發生咬不動或噎著的狀況！

　　大部分長輩對食物都會有古早回憶，雖然有人喜歡台式、客家口味，有人獨鍾外省風味，但都是他們心中的道地「家常菜」；所以本食譜書用心挑選了臺灣各地文化飲食特產及節慶食物，以六大類食物為主，選擇質地較軟、相對適合長輩的食材；也可透過電鍋清蒸、燉煮的方式，保持濕潤口感易入口。同時，食譜書中也提到如何軟化較硬的食材，如鷹嘴豆等，讓即便是牙口功能不好的長輩，也能利用舌頭、牙齦壓碎食材。

　　花蓮慈濟醫學中心的營養師團隊，為了讓熟齡長輩們保有對飲食的選擇權及烹調的自主權，和高齡健康中心許晉譯醫師專業合作，設計了 64 道讓長輩簡單準備就能開飯的食譜；書中運用了熟齡長輩的飲食原則，並透過一步一步的簡易料理步驟，用最方便取得的廚房工具烹調，讓長輩能更輕鬆備餐，並能夠同時滿足長輩追求「健康養生」的生活品質。

　　我們期待透過此食譜書，讓長輩從「日常三餐」掌握關鍵營養素，吃對的食物、也吃對的份量，讓長輩選擇自己喜歡的飲食模式，在享用好入口家常菜的同時，也能補充營養，並和家人們幸福的吃一頓正常餐點！

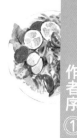

存夠「腦本」、「肌本」、「骨本」，銀髮族也能頭好壯壯

許晉譯｜花蓮慈濟醫學中心高齡整合照護科主治醫師

　　造成高齡長者失能的原因總共有五個，分別是腦中風、骨質疏鬆性骨折、肌少症、失智症以及退化性關節疾病，需要長期做好對於身體的保養，才能夠逃脫這些疾病的魔爪。民以食為天，病人生病或住院的時候，每個家屬都會很希望醫師能夠告訴他們，吃什麼東西會比較快恢復。但食物畢竟不是藥物，很難達到立即的效果。但是如果能在每天的飲食之中去調整，或許是遠離這些疾病的好方法之一。

　　要遠離這些造成我們年老時候會失能的疾病，就要趁早幫自己存下本錢。老化是一個緩慢的過程，常常慢到我們很難發現，原來自己已經老了。等到真的發現變老時，往往是真的老了，而且可能已經到了不太容易延緩老化的時刻。

　　舉例而言，如果我們在銀行中有些存款，運氣不好遇到車禍或者骨折而沒辦法工作的時候，在住院的那幾個月之中，不用太擔心錢快用光的問題，可以專心養病；但是倘若銀行沒有存款，甚至每個月還有繳貸款的壓力，住院沒有收入就會造成經濟上非常大的負擔；所以，養足本錢，是非常重要的。而當身體老化到一定程度，沒辦法應付先前提及的一般疾病的時候，醫學名詞上稱之為「衰弱」。衰弱的病人則要從身體的本錢各方面去進行補充。

　　身體的本錢對於高齡長者來說，大致上可以分成三個面向來做探討，分別是腦力、肌肉以及骨骼，盡可能幫自己多存點「腦本」、「肌本」以及「骨本」。一位健康的老人，要能夠

保有清楚的腦袋，足夠的肌肉量以及良好的骨質密度的話，「頭好壯壯」這句我們常常使用在健康小孩的俚語，或許也能夠適用在健康的長者身上。我們請營養師團隊設計的食譜為核心，以醫學知識進行點綴，讓讀者能夠依食譜烹調，享受這些美味佳餚之餘，也能夠知道這些食物到底在我們的身體裡面發生了什麼樣的化學變化。

首先分享如何讓我們維持清晰的腦部，告訴大家如何從食物中攝取維護腦部健康重要的維生素 B12；而腦部的所有能量需要透過健康的血管替身體輸送氧氣跟養分抵達腦部，要如何保持心血管健康，做好三高慢性病管理，十分重要。好的食物，除了調味好、香氣足之外，如果能夠做到外型引人注目，就具備著一道佳餚的色香味俱全。令人賞心悅目的食物外型，能夠喚醒腦部對於食物的美好記憶，存好自己的「腦本」。

第二部分，則是教導大家如何補充足夠的蛋白質，才能夠維持肌肉的存量，做好儲存「肌本」。第三部分是告訴大家要如何從食物中攝取足夠的鈣質以及維生素 D，這些都是維持骨質密度的重要元素，讓我們能夠儲存足夠的「骨本」。

最後的第四部分，希望能夠照顧到已經部分喪失咀嚼或者吞嚥能力的長者。能夠從口進食，何其有幸的事情，因為我們能夠同時享受食物的酸甜苦辣，甚至是食材帶來的口感。其實只需在處理食材時發揮一些巧思，即使部分喪失咀嚼或吞嚥能力的長者也能重新享受食物的色香味。

希望這本食譜能夠給銀髮族，甚至中壯年，在製作享用一道道營養美味又色彩繽紛的料理時，同時養好腦本、肌本與骨本，即使隨著年紀增長，也能常保健康樂活。

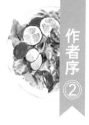

營養設計重點

蘇真瑩｜花蓮慈濟醫學中心營養師

首先建議高齡者「三好一巧」飲食原則：

1. 「吃得下」：善用簡易的烹飪技巧助吞咬。調整烹調方式及食物質地，提升長者的飲食品質和營養狀態。

2. 「吃得夠」：少量多餐能吃盡量吃。倘無慢性疾病或特殊情形需限制飲食的情況，建議長者能吃盡量吃，或是運用少量多餐方式達到一日所需熱量與營養。

3. 「吃得對」：每天均衡飲食六大類食物。依照「我的餐盤」六口訣，健康快樂沒煩惱。

4. 「吃得巧」：小技巧讓餐餐更有味。選擇較軟食材、運用小量擺盤、添加天然調味料等增添料理風味，及親友多陪伴用餐，提升長者飲食動機。

本書食譜設計將菜餚分為 8 大類：（1）主食、（2）豆主菜、（3）蛋主菜、（4）配菜、（5）堅果、（6）奶／湯／飲品、（7）水果、（8）點心，同時列出每道料理的主要營養成分及特殊營養成分供參考，希望長者落實「我的餐盤」的觀念，讓自己每天都營養均衡。

全書共計有 64 道料理，優先考量年長者吃得下的飲食製作方式，故特別提出部分菜色說明軟化技巧，鼓勵長者每日利用正餐及點心，分三到六餐食用，共同邁向高齡營養新食代。

此外，長者因咀嚼功能退化多有蔬菜攝取不足之情形，所

以首先確認配菜與堅果皆是每餐必需，而三餐正餐的主食，再依蔬菜份量而決定。

其次，攝取足量優質的蛋白質非常重要，豆蛋類主食務必三餐各選兩樣。

最後，水果、奶類、湯品及點心食譜，皆可作為每日二到三次餐間點心或正餐配角之一。

通常我們每日的飲食內容是會根據心情、時間或者料理者決定的，小至大鍋菜乃至三菜或五菜一湯，大至辦桌滿漢全席應有盡有，然而製備者常常因為備餐耗費時間而困擾，其實透過本書分類表格，學習營養師開立循環菜單的概念，也可以建立規畫每日餐食的邏輯。

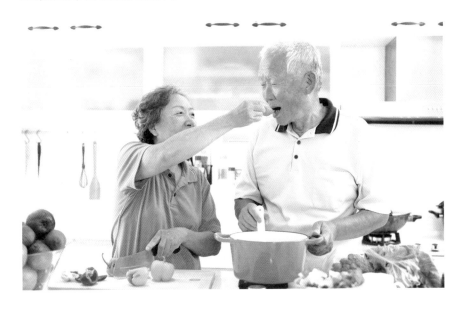

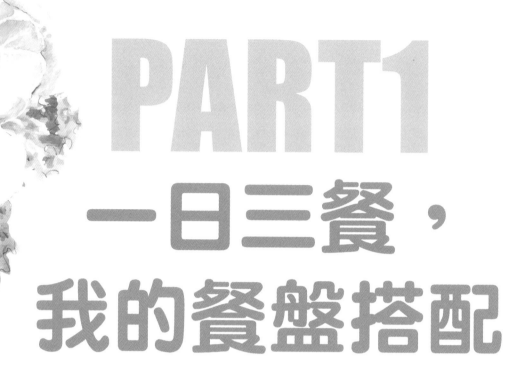

PART1
一日三餐，
我的餐盤搭配

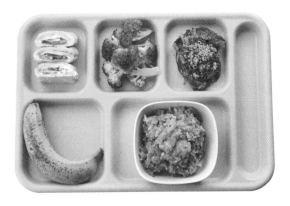

💡 我的餐盤 ── 素食飲食指南

　　「我的餐盤」原則，依照2018年最新版「每日飲食指南」，將每日應攝取的 6 大類食物：全穀雜糧、豆蛋、蔬菜、水果、乳品及堅果種子，依每日應攝取的份量轉換成體積，並以餐盤之圖像呈現各類別之比例，同時提出口訣，讓民眾容易落實於每一餐，民眾只要跟著「我的餐盤」聰明吃，即可餐餐吃好又吃飽，營養跟著來。

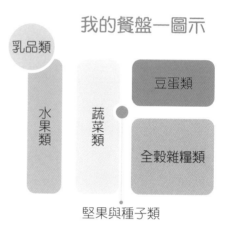

我的餐盤－圖示

乳品類

水果類　蔬菜類　豆蛋類　全穀雜糧類

堅果與種子類

💡 「我的餐盤」六口訣

① **每天早晚一杯奶**：每天早晚各喝一杯 240 毫升的乳品，攝取足夠的乳品可以增進鈣質攝取，保持骨質健康，或於餐中以乳品入菜或食用起司、無糖優酪乳等方式增加乳品類食物之攝取。

② **每餐水果拳頭大**：1 份水果約 1 個拳頭大，切塊水果約大半碗～ 1 碗，1 天應至少攝取 2 份水果，並選擇在地、當季、多樣化。

③ **菜比水果多一點**：青菜攝取量應足夠，體積需比水果多，並選擇當季且深色蔬菜需達 1/3 比例以上（包括深綠和黃橙紅色）。

④ **飯跟蔬菜一樣多**：全穀雜糧類之份量約與蔬菜量相同，且盡量以「維持原態」之全穀雜糧為主，或至少應有 1/3 比例為未精製全穀雜糧，例如糙米、全麥製品、燕麥、玉米、甘藷等。

⑤ **豆蛋一掌心**：蛋白質食物一掌心約可提供豆蛋類 1.5 ～ 2 份，為避免同時吃入過量不利健康的飽和脂肪，避免過多高油／高鹽加工製品（例如：百頁豆腐或素料）。

⑥ **堅果種子一茶匙**：每天應攝取 1 份堅果種子類，1 份堅果種子約 1 湯匙量（約杏仁果 5 粒、花生 10 粒、腰果 5 粒），民眾可於一天內固定時間攝取足 1 湯匙量，或分配於三餐，每餐 1 茶匙量（1 湯匙 ＝ 3 茶匙）。

我的餐盤

聰明吃，營養跟著來

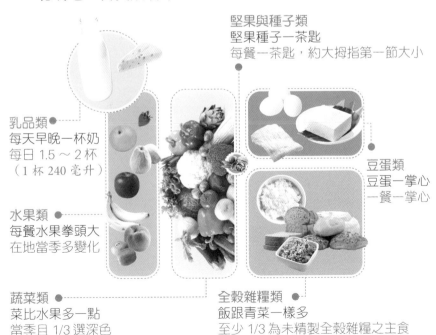

堅果與種子類
堅果種子一茶匙
每餐一茶匙，約大拇指第一節大小

乳品類
每天早晚一杯奶
每日 1.5 ～ 2 杯
（1 杯 240 毫升）

豆蛋類
豆蛋一掌心
一餐一掌心

水果類
每餐水果拳頭大
在地當季多變化

蔬菜類
菜比水果多一點
當季且 1/3 選深色

全穀雜糧類
飯跟青菜一樣多
至少 1/3 為未精製全穀雜糧之主食

31

① 長者素食
營養飲食三大重點

1. 適度熱量與均衡六大類

人體因為基本需求與活動增加而需要能量，熱量主要來自三大營養素，也就是碳水化合物、蛋白質與脂肪。近年來營養學研究發達，且與每日的餐食、身材保持乃至疾病保健習習相關，所以大家應該都聽過低醣或生酮飲食等，其實說穿了，就是試圖在三大熱量比例以及六大類食物中，找出每個人最適切的搭配需求。營養師最希望呼籲大眾的其實還是最基本，能夠易於讓多數健康長輩長久執行的均衡飲食黃金法則，利用我的餐盤口訣，盡量不要偏廢任何一類食物。

2. 足量優質互補蛋白質

每個人選擇素食（蔬食）的型態不同，對食材的知識，影響了種類與份量的選擇。本書希望提醒的是，人人都絕對可以藉由綜合且足夠的植物性食材，攝取到完整的必需胺基酸，不是一定要透過動物才能取得優質蛋白質。譬如有人基於對動物與環境的友善考量，選擇全素的無蛋奶飲食，是否會缺乏蛋白質呢？其實從足量的黃豆及其製品，搭配全穀雜糧、堅果種子類、蔬菜與菇藻類，就能獲取豐富的必需胺基酸（參考第 49 頁自製植物肉說明）。

3. 軟化過程保留微量營養素

　　素食者與年長者，甚至各年齡層，都有可能因為攝取習慣偏好或消化吸收功能不良，而缺乏部分營養素；此外因為烹調過程流失，我們建議依據「國人每日營養素參考攝取量（DRIs）」，盡量多元化選擇當季新鮮食材，獲取足量的水溶性維生素與礦物質，例如容易缺乏的維生素 B 群以及水果種類不足之維生素 C 等，必要時宜選擇安全之營養補充劑，適度補充不足之綜合性必需營養素。

　　雖然吃得下是第一優先考量，但是俗話說「鎖鏈的強度取決於最弱的一環」，我們必需找出長者最不喜歡吃的食物，評估如何選擇食譜，才能滿足長者完整的營養素需求！本書食譜訴求為四大主題，未分析部分之微量營養素與礦物質需求量，建議諮詢專業醫人員適量補充營養補充品。

可參考衛生福利部國民健康署——中華民國 109 年 4 月公告——「國人膳食營養素參考攝取量」第八 版（Dietary Reference Intakes，DRIs）（鈣、碘、維生素 D、碳水化合物）（詳見附錄 2）。

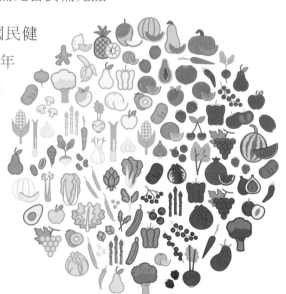

② 素食 指南建議

1. 六大類食物份量與熱量說明

① 全穀雜糧類：以 15 公克醣類為準來計算（約為 70 大卡）。

② 豆（蛋）類：以 7 公克蛋白質為準來計算（約為 75 大卡）。

③ 乳品類：以 8 公克蛋白質為準來計算（約為 150 大卡）。

④ 蔬菜類：以 100 公克生重為 1 份。

⑤ 水果類：以 100 公克可食部分為 1 份。

⑥ 油脂與堅果種子類：以 5 公克脂肪為準來計算（約為 45 大卡）。

2. 素食飲食指南——每日熱量建議表

純素或全素

	1200 大卡	1500 大卡	1800 大卡	2000 大卡	2200 大卡	2500 大卡	2700 大卡
全穀雜糧類（碗）	1.5	2.5	3	3	3.5	4	4
全穀雜糧類（未精製）*（碗）	1	1	1	1	1.5	1.5	1.5
全穀雜糧類類（其他）*（碗）	0.5	1.5	2	2	2	2.5	2.5
豆類（份）	4.5	5.5	6.5	7.5	7.5	8.5	10
蔬菜類（份）	3	3	3	4	4	5	5
水果類（份）	2	2	2	3	3.5	4	4
油脂與堅果種子類（份）	4	4	5	6	6	7	8
油脂類（茶匙）	3	3	4	5	5	6	7
堅果種子類（份）	1	1	1	1	1	1	1

*「未精製」主食品，如糙米飯、全麥食品、燕麥、玉米、甘薯等。

「其他」指白米飯、白麵條、白麵包、饅頭等，這部分全部換成「未精製」更好。

蛋素

	1200 大卡	1500 大卡	1800 大卡	2000 大卡	2200 大卡	2500 大卡	2700 大卡
全穀雜糧類（碗）	1.5	2.5	3	3	3.5	4	4
全穀雜糧類（未精製）*（碗）	1	1	1	1	1.5	1.5	1.5
全穀雜糧類類（其他）*（碗）	0.5	1.5	2	2	2	2.5	2.5
豆類（份）	3.5	4.5	5.5	6.5	6.5	7.5	9
蛋類（份）	1	1	1	1	1	1	1
蔬菜類（份）	3	3	3	4	4	5	5
水果類（份）	2	2	2	3	3.5	4	4
油脂與堅果種子類（份）	4	4	5	6	6	7	8
油脂類（茶匙）	3	3	4	5	5	6	7
堅果種子類（份）	1	1	1	1	1	1	1

奶素

	1200 大卡	1500 大卡	1800 大卡	2000 大卡	2200 大卡	2500 大卡	2700 大卡
全穀雜糧類（碗）	1.5	2.5	3	3	3.5	4	4
全穀雜糧類（未精製）*（碗）	1	1	1	1	1.5	1.5	1.5
全穀雜糧類類（其他）*（碗）	0.5	1.5	2	2	2	2.5	2.5
豆類（份）	3	4	5	6	6	7	8
乳品類（杯）	1.5	1.5	1.5	1.5	1.5	1.5	2
蔬菜類（份）	3	3	3	4	4	5	5
水果類（份）	2	2	2	3	3.5	4	4
油脂與堅果種子類（份）	4	4	5	6	6	7	8
油脂類（茶匙）	3	3	4	5	5	6	7
堅果種子類（份）	1	1	1	1	1	1	1

奶蛋素

	1200 大卡	1500 大卡	1800 大卡	2000 大卡	2200 大卡	2500 大卡	2700 大卡
全穀雜糧類（碗）	1.5	2.5	3	3	3.5	4	4
全穀雜糧類（未精製）*（碗）	1	1	1	1	1.5	1.5	1.5
全穀雜糧類類（其他）*（碗）	0.5	1.5	2	2	2	2.5	2.5
豆類（份）	2	3	4	5	5	6	7
蛋類（份）	1	1	1	1	1	1	1
乳品類（杯）	1.5	1.5	1.5	1.5	1.5	1.5	2
蔬菜類（份）	3	3	3	4	4	5	5
水果類（份）	2	2	2	3	3.5	4	4
油脂與堅果種子類（份）	4	4	5	6	6	7	8
油脂類（茶匙）	3	3	4	5	5	6	7
堅果種子類（份）	1	1	1	1	1	1	1

3 64 道食譜
類別索引及熱量（大卡）

1. 主食

麻油天貝
蔬食鍋

熱量：489

花菜薯球

熱量：136

雞豆雜糧粽

熱量：214

香椿蘆筍
豆干炒麵

熱量：284

雙花番茄燉飯

熱量：359

焗烤白醬
娃娃菜飯

熱量：477

三鮮豆簽麵

熱量：356

客家碗粿

熱量：230

2. 豆主菜

洛神紫蘇
海苔壽司

熱量：117

甘藍白玉捲

熱量：160

梅乾蒸豆皮

熱量：108

南瓜醬栗子豆腐

熱量：300

高蛋白捲餅

熱量：281

茄香黑豆阿給

熱量：229

和風豆腐燒

熱量：147

糙米漿豆腐腦

熱量：299

3. 蛋主菜

鹹蛋絲瓜

熱量：145

金菇烘蛋

熱量：235

豆漿香菇
金元寶蛋餃

熱量：161

彩蔬玉子燒

熱量：151

海帶歐姆蛋包

熱量：208

雲朵蛋

熱量：156

三色蛋

熱量：176

翡翠芙蓉蛋

熱量：166

4. 配菜

腐皮銀芽捲佐
柳橙堅果醬

熱量：132

茭白拌鮮蔬

熱量：20

山苦瓜封

熱量：181

彩椒杏鮑菇
豆腐盅

熱量：228

木耳露

熱量：73

花芝芥藍

熱量：262

涼拌蘋果山藥

熱量：139

馬告野莧扁食湯

熱量：180

5. 堅果

榛果奶凍	黑糖核桃葡萄乾司康	芝麻烙餅	樹豆腰果八寶粥

熱量：225　　熱量：255　　熱量：243　　熱量：338

松子牛奶粥	五穀養生黑芝麻糊	紅藜檸汁鷹嘴豆泥	花生 22 穀奶

熱量：285　　熱量：219　　熱量：310　　熱量：289

6. 奶／湯／飲品

紅豆拿鐵	冬瓜蓮子湯	蜜黃豆燒仙草	馬鈴薯玉米濃湯

熱量：266　　熱量：101　　熱量：101　　熱量：262

香濃南瓜蘑菇湯	果蜜檸檬飲	豆腐糰子杏仁糊	鳳梨蓮子銀耳湯

熱量：245　　熱量：117　　熱量：299　　熱量：109

7. 水果

白桃鬆餅

熱量：250

洋菜芭樂絲

熱量：77

夏日水果酪梨
散壽司

熱量：485

草莓高蛋白果昔

熱量：233

水果可麗餅

熱量：171

梅子百合枇杷羹

熱量：106

香蕉餅

熱量：109

醬醬提拉米蘇

熱量：165

8. 點心

藜麥桂圓
米糕

熱量：82

瑪格麗特
吐司

熱量：295

高纖低脂綠豆
燕麥月餅

熱量：96

芋頭
鮮奶酪

熱量：244

菇菇素圓

熱量：202

芋頭南瓜籽
西米露

熱量：268

蓮子雙糕潤

熱量：242

豌豆黃

熱量：102

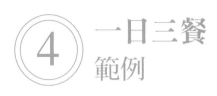

④ 一日三餐 範例

1. 點菜順序

今日時蔬或開胃菜 ➡ 搭配等量主食（全穀雜糧類）➡ 豆蛋類主菜 ➡ 適量堅果與湯類 ➡ 餐間水果或點心。

今日時蔬 或開胃菜	搭配等量主食 （or全穀雜糧類）	豆蛋類 主菜	適量堅果 與湯類	餐間水果 或點心
 涼拌 蘋果山藥	 雙花 番茄燉飯	 海帶 歐姆蛋包	 馬鈴薯 玉米濃湯	 梅子百合 枇杷羹
 花芝芥藍	 焗烤白醬 娃娃菜飯	 南瓜醬 栗子豆腐	 紅藜檸汁 鷹嘴豆泥	香蕉餅
 茭白 拌鮮蔬	 香椿蘆筍 豆干炒麵	 糙米漿 豆腐腦	 冬瓜 蓮子湯	 豌豆黃
 山苦瓜封	 麻油天貝 蔬食鍋	 豆漿香菇 金元寶蛋餃	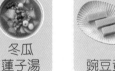 腐皮銀芽 捲佐柳橙 堅果醬	 蜜黃豆 燒仙草

2. 利用湯類、飲料或點心補足每日所需之份量

　　每餐攝取一個拳頭大的水果，菜的份量要比水果多一點，飯跟蔬菜一樣多，素食者豆蛋白的量大約半碗，至於蛋與奶類建議依照個人需求適量攝取為宜，每天攝取好的油或吃堅果。

每餐攝取
一個拳頭大的水果

菜的份量
要比水果
多一點

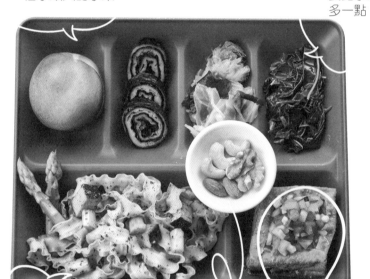

飯（或麵）跟蔬菜
一樣多

每天攝取好的
油或吃堅果

素食者豆蛋白的量
大約半碗

41

💡 食譜組合搭配範例（早午晚）

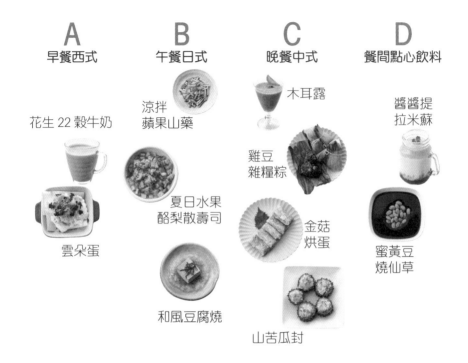

A
早餐西式

花生 22 穀牛奶

雲朵蛋

B
午餐日式

涼拌
蘋果山藥

夏日水果
酪梨散壽司

和風豆腐燒

C
晚餐中式

木耳露

雞豆
雜糧粽

金菇
烘蛋

山苦瓜封

D
餐間點心飲料

醬醬提
拉米蘇

蜜黃豆
燒仙草

💡 食材軟化製程及技巧

　　國民健康署因應高齡化社會來臨，公布飲食質地，本篇食譜提供咀嚼吞嚥障礙者食譜，規畫各種分級，可以使用叉子湯匙等工具進行硬度或流速測試，為長者提供最適切的飲食。

　　依據食譜或手冊質地種類建議，僅供參考，您或家人有進食困擾，可先諮詢社區營養推廣中心的營養師，或是尋求專業醫事人員，如：復健科醫師、語言治療師、老人醫學科醫師、家醫科醫師等的協助，給您適合的建議後，再依不同飲食質地挑選食物。

飲食實質地分類應用簡易流程圖

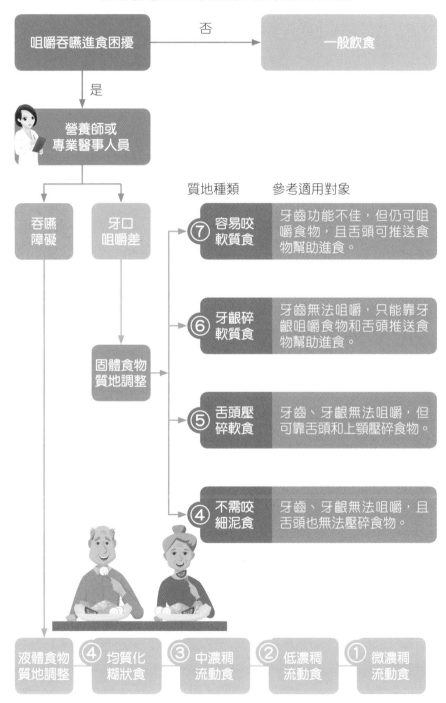

咀嚼吞嚥進食困擾 ──否──→ 一般飲食

是 ↓

營養師或
專業醫事人員

| 吞嚥障礙 | 牙口咀嚼差 |

質地種類　　　參考適用對象

⑦ 容易咬軟質食　　牙齒功能不佳，但仍可咀嚼食物，且舌頭可推送食物幫助進食。

固體食物質地調整

⑥ 牙齦碎軟質食　　牙齒無法咀嚼，只能靠牙齦咀嚼食物和舌頭推送食物幫助進食。

⑤ 舌頭壓碎軟食　　牙齒、牙齦無法咀嚼，但可靠舌頭和上顎壓碎食物。

④ 不需咬細泥食　　牙齒、牙齦無法咀嚼，且舌頭也無法壓碎食物。

液體食物質地調整　④ 均質化糊狀食　③ 中濃稠流動食　② 低濃稠流動食　① 微濃稠流動食

43

食在好簡單

常用餐具好幫手，飲食質地輕鬆測 \ 食物這麼多種，我怎麼知道軟硬度對不對？ /

沒問題，
以常用的餐具（筷子、湯匙和叉子）
就可以輕鬆辨別，
您選擇的食物軟硬度適不適合囉！

級別	測試範例	筷子測試	湯匙測試	叉子測試
⑦ 容易咬軟質食	牙齒功能不佳，但仍可咀嚼食物，且舌頭可推送食物幫助進食。 尺寸建議： 不限制尺寸（小於3公分塊狀更好入口）	食物不容易被筷子夾成小塊 	湯匙用力壓食物，能將食物壓扁，但移開後，食物則恢復原本的形狀 	叉子壓食物，不容易將食物分成小塊
⑥ 牙齦碎軟質食	牙齒無法咀嚼，只能靠牙齦咀嚼食物和舌頭推送食物幫助進食。 尺寸建議： 小於1.5公分丁狀	食物需用力才能被筷子夾成小塊 	湯匙壓食物，需要用力才能壓碎 	叉子壓食物，需要用力才能壓碎
⑤ 舌頭壓碎軟食	牙齒、牙齦無法咀嚼，但可靠舌頭和上顎壓碎食物。 尺寸建議： 小於0.4公分粒狀	食物仍可被筷子夾起 	將湯匙翻轉，上面的食物會完全掉落，不會殘留 	叉子壓食物，不需要用力就能壓碎
④ 不需咬細泥食	牙齒、牙齦無法咀嚼，且舌頭也無法壓碎食物。	食物無法被筷子夾起 	將湯匙翻轉，上面的食物會掉落，但會有部分殘留 	叉子劃過食物表面，會留下明顯劃痕

※ 參考文獻：衛生福利部國民健康署：「三好一巧」健康均衡飲食原則、衛生福利部國民健康署：高齡營養飲食質地衛教手冊。

💡 食材適口進食小撇步

截切法

全穀雜糧類

將芋頭、地瓜、馬鈴薯、山藥及南瓜等根莖類，削皮去除硬皮後，切成長寬高小於 1.5 公分丁狀後，再進行烹煮 30 分鐘即可。

蔬菜類

金針菇類：纖維長，洗淨後，宜切 1.5 ～ 2 寬公分小段後，再進行烹調。

長豆、敏豆類：於去除側邊粗纖維後，宜斜切 0.3 ～ 0.5 公分寬，破壞其纖維長度，再進行烹調。

空心菜、地瓜葉、小白菜等葉菜類：清洗後，截切成長度小於 1.5 公分寬段狀後，再進行烹調。

杏鮑菇、筊白筍類：筊白筍於去除外部硬殼及刨除外部粗纖維後，二者宜斜切成 0.3 ～ 0.5 寬公分片狀後，再逆紋切為 0.3 ～ 0.5 公分寬長條狀後，再進行烹調。

高麗菜、大白菜等包葉蔬菜：可去除硬梗後，再以刀背輕剁葉脈，破壞纖維長度，最後再切為長寬小於 1.5 公分片狀進行烹調。

水果類

香蕉、木瓜、芒果或奇異果等：軟質水果的果肉切成小於 1.5 公分丁狀即可。

切成 1.5 公分丁狀

小番茄、葡萄類：將二者去皮後，切成長寬高小於 1.5 公分丁狀即可。

鳳梨、西瓜及柑橘類等：於去除鳳梨心、西瓜籽及柑橘類粗纖外膜及籽後，切成長寬高小於 1.5 公分丁狀即可。

冷凍法或重複烹煮法

全穀
雜糧類

① 五穀米、糙米、紫米、豆類等,用一般方式烹煮不易軟爛,且入口後容易有顆粒感。

建議處理方式

方法(1):食材洗淨後泡水

冷藏 1 天後取出,將水瀝乾,再放入冷凍庫 1 天。取出後可放入電鍋中蒸煮。

方法(2):適量加水比例蒸煮

增加水量(由米:水 = 1:1 ～ 1.2 增至 1:1.5)並放入電鍋中蒸煮,煮後翻動米飯,於電鍋外鍋再加 1 杯水重複蒸煮。

食材洗淨後泡水,增加
水量 1:1 ～ 1.2 增至 1:1.5
的水量蒸煮

② 芋頭、地瓜等根莖類食物,經烹煮後就會較鬆軟,可以不需要再經過軟化步驟。

蔬菜類

甜椒、花椰菜、芹菜等無法久煮且纖維多、質地較硬蔬菜。

建議處理方式

在烹調蔬菜之前,先將蔬菜切成段狀後洗乾淨,再將蔬菜放到冷凍庫中,冷凍處理 1 ～ 3 天(3 天的嫩化效果最明顯),就可以讓其軟化,而且可以直接下鍋煮,不用退冰。

四季的軟化食材表

春季

芋頭、番茄、枇杷、甘藍、南瓜、地瓜、蘆筍等。

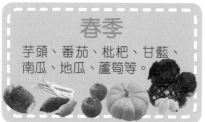

夏季

高接梨、水蜜桃、鳳梨、苦瓜、百香果、南瓜、葡萄、芒果、絲瓜、檸檬等。

秋季

山藥、甜椒、酪梨、苦瓜、柑橘、百香果、蘋果、花椰菜、木瓜等。

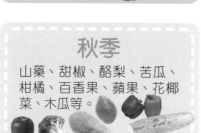

冬季

桶柑、南瓜、花椰菜、蘿蔔、草莓、柳橙、馬鈴薯、青花菜等。

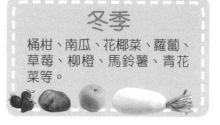

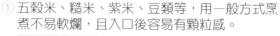
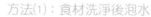
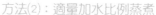

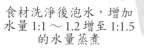

下廚前的準備

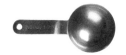 **1 米杯** = 160 毫升　　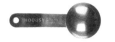 **1 大匙** = 15 毫升　　**1小(茶)匙** = 5 毫升

鍋具	電鍋、不沾鍋、炒鍋、多功能燉煮鍋
灶具	電磁爐
電器	微波爐、烤箱
料理工具	刀具、陶瓷刀具、砧板、多功能剪刀、榨汁器、刨刀、磨泥器、刨絲器、濾勺、細濾網、電子秤
調理電器	食物調理機、果汁機、豆漿機、食物攪拌棒

調理便利工具

食物剪

將製備好的食物，剪成適口細碎狀。

拍打器

用以破食物本身的結締組織或纖維質。

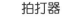

果汁機

製備蔬果汁或木瓜牛奶等，將軟質食物攪打成流質食物。

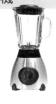

碎菜機 / 攪菜機

將菜類至於容器中，以手動或電動方式進行蔬菜截切，省時又省力。

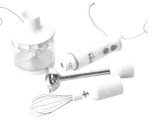

食物調理機

可將堅果等堅硬食材，打成粉狀或製備濃流質飲食。

💡 植物肉排自己動手做

近年因為地球暖化造成環境生態改變，許多國家與企業投入資源開發人造肉，為了滿足口感與營養強化，產品各有特色與優勢。其實自古以來，台灣市場上就有各式素料加工製品，更有不肖廠商因為摻雜葷食而上新聞。

本書食譜示範之自製植物肉純素的蛋白質配方，只要準備四種天然原味食材：毛豆、非基改豆腐、猴頭菇和糙米，無添加入任何化學調味料，食材取得容易，簡單又方便製作，可以搭配各種美味的料理，例如素肉丸、素餡料等不同的烹調變化，更可利用其他素材，調整配方黏性與風味，創造更多層次的豐富口感，供給中老年人可以提供人體所需的優質氨基酸。

植物肉的優點在於，新鮮天然零膽固醇、膳食纖維多、也給全家人打造幸福健康的即食料理，豐富味蕾的新享受，沒有過量添加物與

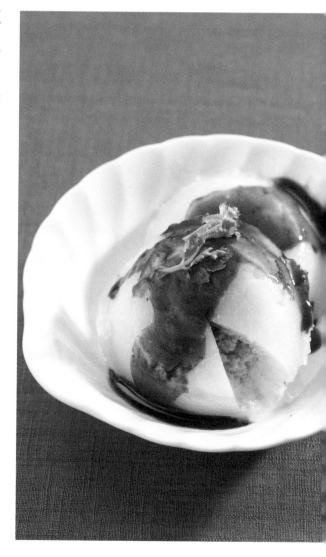

調味料，我們推薦民眾居家利用天然食材，自製植物肉排，可以一次性準備一週用量的植物肉，再分裝冷凍保存，一個月內用畢為宜。

植物肉作法

1 **準備四種天然原味食材**：毛豆、非基改豆腐、猴頭菇和糙米。

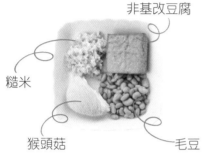

非基改豆腐

糙米

猴頭菇   毛豆

2 將全部食材放入食物攪碎機。

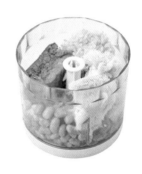

3 全部攪碎成細泥狀，再取出，分成食用相等的重量。

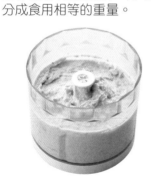

4 取用平底鍋加入少量的食用油，以中小火煎至兩面至金黃狀，即可取出食用或做變化料理。

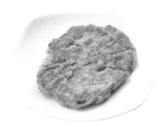

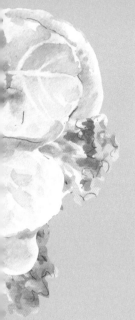

PART 2
存腦本

除了要多動腦之外，也要多多存「腦本」

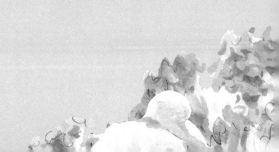

💡 除了要多動腦之外，也要多多存「腦本」

　　失智症是一個很特別的疾病，通常會獨自一人來診間求診，訴說自己有失智症的民眾，經過評估之後可能沒有失智或是很初期；但是，被家人帶來看失智症的人常說的第一句話是：「我又沒生病，為什麼要看病。」這類民眾，可能真的有失智現象或症狀。

　　失智症通常無聲無息的逐步影響患者的腦部，但是患者不會有什麼明顯的感覺。面對這種疾病，除了家人提高警覺，盡早找尋神經內科醫師處理之外，就是要從生活習慣去進行調整。正確的飲食習慣是關鍵的一環。

常見失智症的 4 種類型

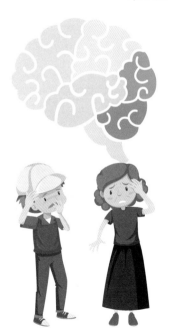

1 退化性失智症
以阿茲海默症、額顳葉型失智症、路易氏體失智症最常見。

2 血管性失智症
因腦中風或慢性腦血管病變，造成腦部血液循環不良，導致腦細胞死亡是造成失智症的第二大原因。

3 混合型失智症
阿茲海默症、血管性失智症併存。

4 其他因素失智症
如營養失調、新陳代謝異常、顱內病灶、中樞神經系統感染或是藥物、酒精中毒，若經過治療有機會恢復。

維生素 B12，是身體重要的維生素之一，特別是使用在神經系統以及造血功能兩方面。因此維生素 B12 缺乏的患者，可能有許多各類型的神經學症狀，失智症是其中一種表現，也是少數可以被逆轉病程的失智症原因。

醫學上，經常會把維生素 B12 缺乏跟素食者劃上等號，其實還有很多容易造成維生素 B12 缺乏的原因，例如接受過腸胃道手術的人，年紀超過 75 歲的人，還有在台灣經常被長期使用的胃藥。

如果有使用影響胃酸分泌的氫離子阻斷劑或者抗組織胺類的胃藥，都可能影響身體對於維生素 B12 的吸收。而維生素 B12 是屬於水溶性的維生素，人體無法自行生成或儲存，必須透過每天飲食的適度補充，才能維持身體正常機能。

富含維生素 B12 的食物，多半存在於動物性食物之中，素食者要如何取得足夠量的維生素 B12 是一個重要的議題。雞蛋，其實是素食者非常好的超級大腦食物，除了可以補充維生素 B12 之外，還可以補充大腦所需的膽鹼，補充維持大腦清晰的重要原料。

牛奶或者牛奶加工製品（如：起司、乳酪、優格等），也是取得 B12 的重要來源。海藻、發酵後的豆製品（如：味噌湯、豆腐乳或者豆豉），其實也是不錯的維生素 B12 來源。倘若沒辦法由食物攝取充足的 B12，素食者可以考慮透過 B12 補充品，來補足植物性飲食攝取 B12 不足的問題。

失智症的原因，目前已知與心血管健康的關係性日益增強，避免高血壓、糖尿病及高血脂「三高」，維持心血管健康，讓腦部可以有更充沛的血流供應，相對也確保了腦的健康。此外，「三高」控制良好，也會減少心臟病、心房顫動、腦中風等疾病發生的機會，除了可以維持心臟的正常功能，讓腦部的灌流更好之外，同時降低腦中風的發生，也避免逐漸老化的腦部受到額外的傷害。

一道好吃的食物，需要做到「色」、「香」、「味」俱全，特別是許多具有鮮豔顏色的蔬果類，通常都含有許多的花青素以及抗氧化物，對於腦部健康都是有幫助的。此外，蔬菜富含大量葉酸，除了是懷孕媽媽確保小孩腦部發育正常的聖品之外，對於銀髮族的腦部保健也是十分重要的營養素。透過水果的香氣入菜，讓長者能夠有更好的食欲去品嚐佳餚，水果既可幫助消化，更有促進食欲的效果。

維生素 B12 來源

乳製品

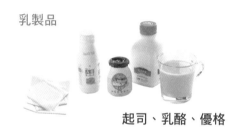

起司、乳酪、優格

海藻類 & 發酵後的豆製品

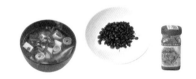

味噌湯、豆豉、豆腐乳

其他類

穀物、啤酒酵母、維生素 B12

維生素 B12
有助心腦、神經傳導健康

依據多年來國人營養調查發現,老人透過乳製品和全穀類以及蔬果類所攝取維生素 B2、B6 有所不足。胃酸有助於維生素B12 的吸收,而胃腸用藥可能造成維生素B12 的缺乏。此外,維生素 B12 的偏低與葉酸代謝有關、造血功能與退化性的聽力與記憶力減退相關。

衛生福利部國民健康署公布「國人膳食營養素參考攝取量」,建議成人每日應攝取維生素 B12 約 2.4 微克。蛋奶素者,可多利用豆蛋類或天貝製品,每日適度攝取蛋奶類 1 ~ 2 份;全素者宜使用營養補充品,避免人體儲存不足,長期缺乏。

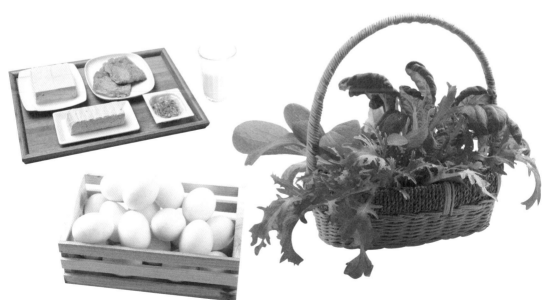

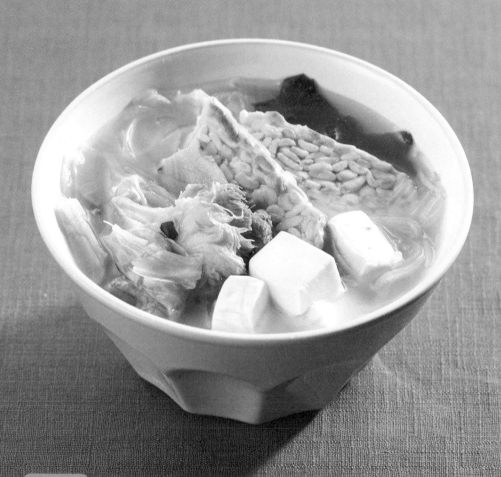

營養成分 每一份量 650 克，本食譜含 2 份

熱量 （大卡）	蛋白質 （克）	脂肪 （克）	飽和脂肪 （克）	碳水化合物 （克）	糖 （克）	鈉 （毫克）	維生素 B12 （微克）
489	32.6	20.6	4.40	51.7	3.2	402	0.23

麻油天貝蔬食鍋

①主食

🌿 材料

天貝 ·························200 克
猴頭菇 ······················80 克
高麗菜 ·····················250 克
豆腐 ·························250 克
冬粉 ··············60 克（1 把半）
海帶芽（乾）················5 公克
薑 ··························1 小塊
水 ·······················3 ～ 4 杯

🧂 調味料

麻油 ·······················2 茶匙
鹽 ··························少許

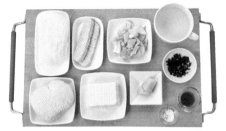

🥄 作法

1 天貝切薄片，放入平底鍋，以小火乾煎至上下兩面呈金黃色，起鍋，備用。

2 猴頭菇洗淨，手撕成適口大小；高麗菜洗淨、去除硬梗，切 3 公分短段；豆腐切小塊、薑切薄片，備用。

3 冬粉浸泡冷水約 10 分鐘至軟，瀝乾，切短；海帶芽略清洗，以冷水浸泡約 10 分鐘泡開，撈起，備用。

4 取炒菜鍋倒入麻油加熱，放入薑片，轉小火爆香（麻油薑不會變苦）。

5 加入猴頭菇、高麗菜，以中火拌炒至熟，再放入天貝、海帶芽，倒入水（蓋過食材），蓋上鍋蓋，轉大火將食材燜煮至軟。

6 加入豆腐、冬粉，以中火煮約 2 分鐘，熄火，放入鹽調味，即可食用。

👩 營養師叮嚀

天貝（Tempe）起源於印尼，是一種將黃豆經浸泡脫皮後發酵製成的食品。原本黃豆的蛋白質消化吸收率是 65.3%，天貝的蛋白質消化吸收率則高達 93.8% 以上，而且其維生素 B 群中的泛酸和維生素 B12 含量都比未發酵的黃豆來得高。再加上，天貝經過發酵，所以好消化，不容易脹氣，是非常適合年長者及體弱者的高蛋白來源。

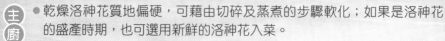

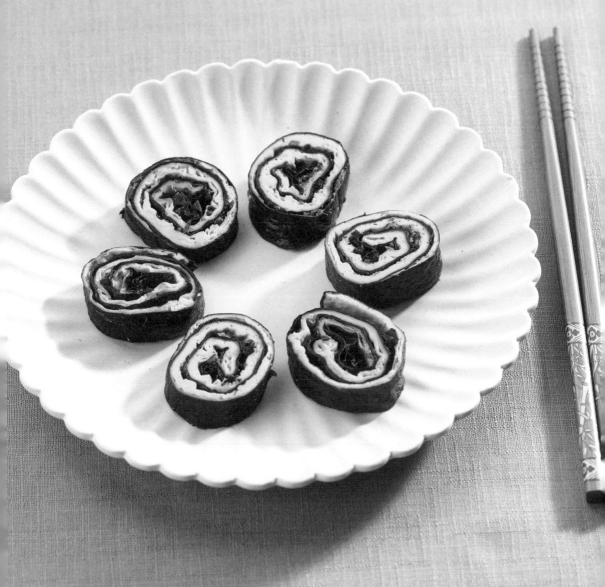

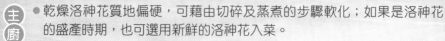
●乾燥洛神花質地偏硬,可藉由切碎及蒸煮的步驟軟化;如果是洛神花的盛產時期,也可選用新鮮的洛神花入菜。

●此道壽司捲除了用電鍋蒸熟,也可以改用油煎,即可呈現另一種口感的風味。但是用電鍋蒸煮時,需在外面包一層玻璃紙隔水氣,以免海苔片潮濕或是壽司捲散開。

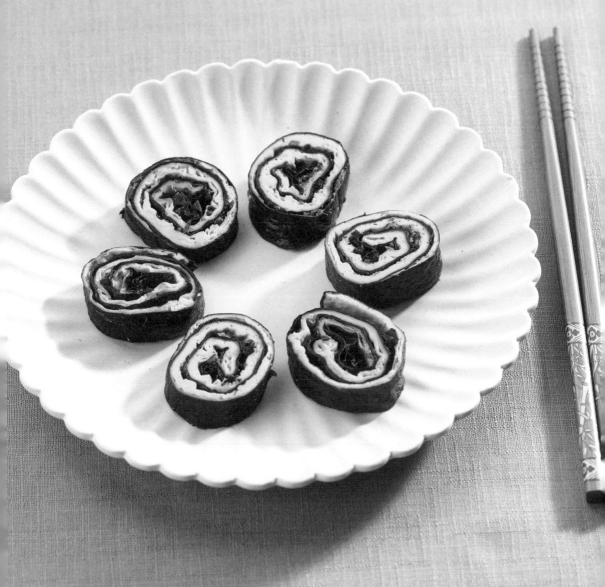

主廚叮嚀

豆主菜

洛神紫蘇海苔壽司

🥄 材料

洛神花（乾）…………1～2 朵
紫蘇梅……………………2 顆
生豆包……………………3 片
海苔片（無調味）………6 張

🧂 調味料

醬油………………………2 茶匙
胡椒粉……………………少許

🍱 工具

蒸年糕玻璃紙（20×20）‥2 張

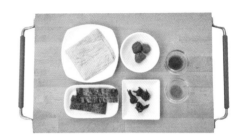

作法

　　將洛神花泡水至軟，去除較硬的花萼部分；紫蘇梅去籽，一起切成碎末，備用。

　　取 3 張海苔片平鋪，中間略重疊（變成一大片海苔的感覺），將生豆包展開，平鋪於海苔片上面。

　　將醬油均勻塗抹於生豆包上面，灑上適量胡椒粉，再取紫蘇梅及洛神花碎末均勻放在生豆包上面。

　　用剩餘 3 張海苔片對齊下層的海苔片蓋上，以捲壽司方式，捲成圓柱狀，並用蒸年糕玻璃紙包覆外層。

　　將海苔壽司捲置入電鍋中蒸熟（外鍋水 1 杯），取出，放涼，即可切片食用。

👩 營養師叮嚀

　　洛神花產地集中在台東、花蓮等地區，富含花青素及類黃酮素，搭配紫蘇梅煮茶，為常見的飲品；也可製作成果醬、果汁、果凍、茶包、蜜餞等。此道料理將洛神花和紫蘇梅包進壽司，可藉由酸味促進唾腺分泌，也可增加食欲。

營養成分 每一份量 62 克，本食譜含 3 份

熱量（大卡）	蛋白質（克）	脂肪（克）	飽和脂肪（克）	碳水化合物（克）	糖（克）	鈉（毫克）	維生素 B12（微克）
117	15.2	4.9	0.70	4.0	+	188	2.42

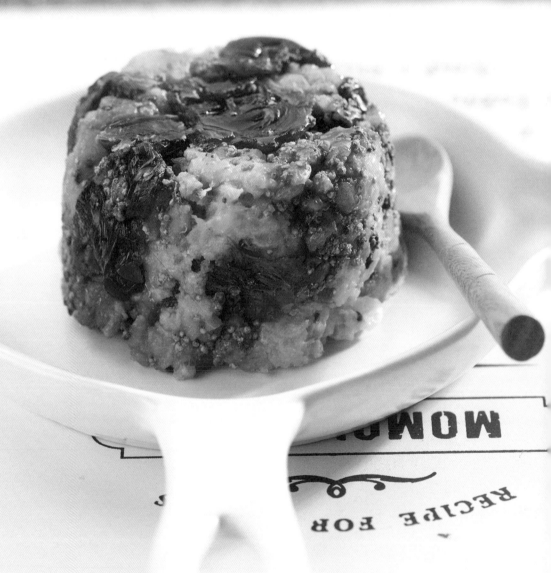

⑧ 點心 藜麥桂圓米糕

🌿 材料

白米	60 克
紅藜	20 克
桂圓果肉	40 克
啤酒酵母	3 大匙
水	96CC

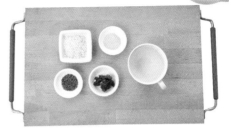

🍳 工具

蒸年糕玻璃紙

🥄 作法

1 將白米、紅藜洗淨（可用「細目濾油網」輔助清洗），加入水約 96CC（米：水＝1：1.2），移入電鍋中（外鍋水 1 杯）蒸煮至熟，即成紅藜米飯。

2 將桂圓果肉切碎末，加入啤酒酵母粉拌勻。

3 紅藜米飯加入**作法 2** 拌勻，分成 6 等份，以蒸年糕玻璃紙包覆，再次移入電鍋中（外鍋加入水 1 杯）蒸煮定型，取出，即可食用。

👩 營養師叮嚀

● 紅藜內含完整必需胺基酸，為優質植物蛋白來源之一，亦含有豐富的膳食纖維和礦物質，適合與米一起烹煮成飯。

● 食譜中以白米取代糯米，比較好消化。添加啤酒酵母粉，補充維生素 B12，並以桂圓甜味取代精製糖，嘗到甜味又不增加身體負擔。

營養成分 每一份量 40 克，本食譜含 6 份

熱量（大卡）	蛋白質（克）	脂肪（克）	飽和脂肪（克）	碳水化合物（克）	糖（克）	鈉（毫克）	維生素 B12（微克）
82	4.0	0.5	0.03	16.5	0.1	7	0.02

除了現採的鮮嫩絲瓜，一般市面上買的絲瓜可能含較多纖維，只要稍微汆燙再炒，最後蓋上鍋蓋燜3～5分鐘會變得更軟也更入味，可促進長者食欲也不用太費力咀嚼。有些鹹蛋殼不好剝，可切開用湯匙挖取，避免混入蛋殼。

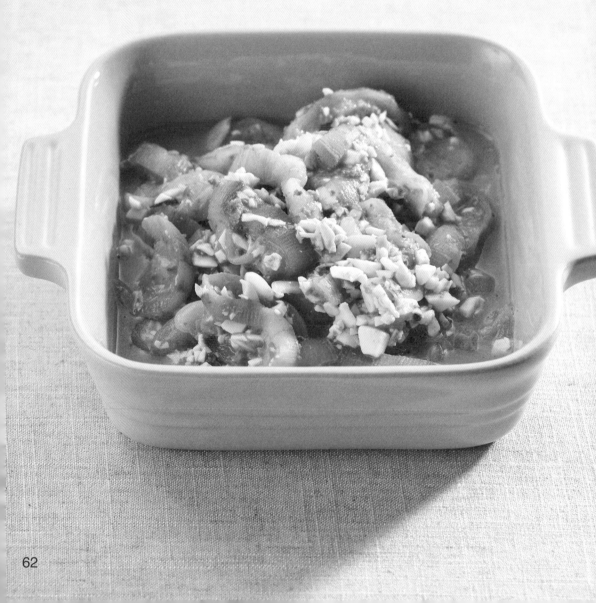

③ 蛋主菜

鹹蛋絲瓜

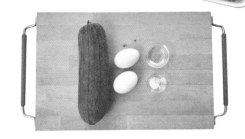

🥚 材料

絲瓜…………1 條（約 200 克）
鹹蛋…………2 顆（約 110 克）

🧂 調味料

橄欖油……………………2 茶匙
鹽………………………………適量

🥄 作法

1 將絲瓜去頭尾、削皮，對切，用湯匙挖除絲瓜內囊及種子，切塊；鹹蛋去殼，將鹹蛋白及鹹蛋黃分別壓碎，備用。

2 絲瓜塊放入滾水汆燙約 2～3 分鐘（呈半熟的狀態），撈起，備用。

3 炒鍋內倒入橄欖油，以中火熱油鍋，放入鹹蛋黃碎末拌炒至有黃色泡沫。

4 放入絲瓜塊、鹹蛋白翻炒約 3～5 分鐘，蓋上鍋蓋，再燜 3～5 分鐘至軟透，加入鹽拌勻，即可盛盤食用。

營養師叮嚀

絲瓜含有豐富的維生素 C 及微量元素鋅；鹹蛋含有豐富的維生素 B12，可促進血液循環和提升免疫功能。各家鹹蛋含鈉量不同，整顆食用太重口味，請酌量調整用量。

營養成分 每一份量 150 克，本食譜含 2 份

熱量 （大卡）	蛋白質 （克）	脂肪 （克）	飽和脂肪 （克）	碳水化合物 （克）	糖 （克）	鈉 （毫克）	維生素 B12 （微克）
145	8.0	7.2	2.50	4.5	2.0	900	1.40

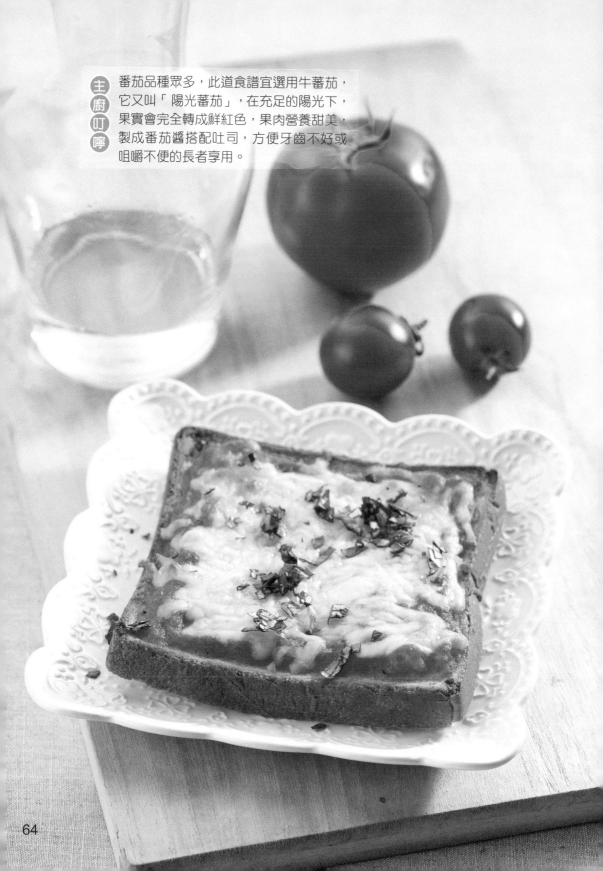

主廚叮嚀

番茄品種眾多，此道食譜宜選用牛蕃茄，它又叫「陽光蕃茄」，在充足的陽光下，果實會完全轉成鮮紅色，果肉營養甜美，製成番茄醬搭配吐司，方便牙齒不好或咀嚼不便的長者享用。

⑧ 點心　瑪格麗特吐司

材料

牛番茄⋯⋯⋯1 顆（約 100 克）
刨絲乾酪⋯⋯⋯⋯⋯⋯40 克
吐司⋯⋯⋯⋯⋯⋯⋯⋯120 克
九層塔末（羅勒葉）⋯⋯ 少許

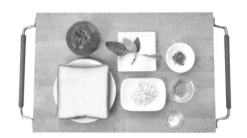

調味料

橄欖油⋯⋯⋯⋯⋯⋯⋯20 毫升
義式香料⋯⋯⋯⋯⋯⋯⋯適量
鹽⋯⋯⋯⋯⋯⋯⋯⋯⋯⋯少許

作法

1　牛番茄洗淨，在蒂頭處劃十字刀，放入滾水中稍微汆燙，撈起，放入冰水中冰鎮，再去皮去籽，切丁，備用。

2　取炒鍋倒入橄欖油加熱，放入番茄丁拌炒 5 分鐘，灑上義式香料、鹽調味，即成番茄醬。

3　將番茄醬抹在吐司上面，再鋪一層乾酪絲，移入烤箱（以 100 ～ 150 度烘烤）至乾酪絲融化（表面色澤金黃），取出。

4　立即放入九層塔末，即可食用。

營養師叮嚀

番茄含有豐富的維生素 A 及茄紅素，有抗氧化能力，製成番茄醬增加脂溶性維生素與茄紅素吸收，可增強抵抗力。除此之外，番茄富含類胡蘿蔔素及膳食纖維，可保護視力，促進腸道蠕動及維持血糖控制，有助細胞防癌抗老化。

營養成分　每一份量 110 克，本食譜含 2 份

熱量 （大卡）	蛋白質 （克）	脂肪 （克）	飽和脂肪 （克）	碳水化合物 （克）	糖 （克）	鈉 （毫克）	維生素 B12 （微克）
295	9.3	14.5	4.80	32.7	5.0	400	0.24

主廚叮嚀　紅豆煮熟、甚至煮爛，有許多種料理方法。此道是將紅豆先放冷凍，可破壞紅豆分子結構，再拿出來煮，可節省煮爛的時間。包括米、芋頭等全穀根莖類食物，都可用此方式處理，減少烹調時間又可以將食材軟化更好入口。

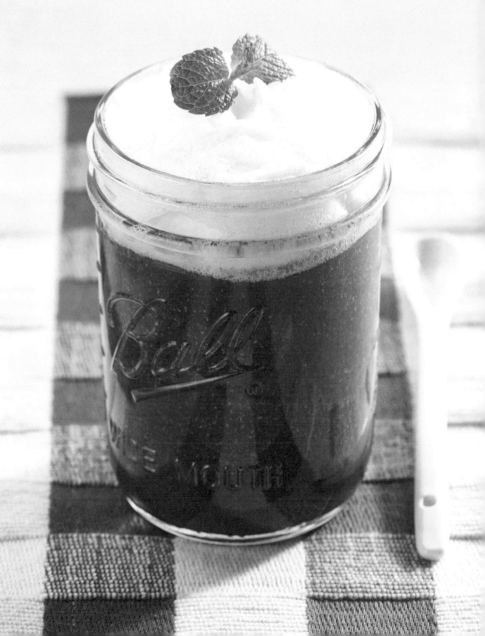

奶／湯／飲品　# 紅豆拿鐵

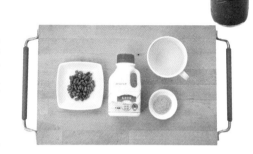

材料

紅豆·······························250 克
鮮奶·······························200 毫升
溫水·······························適量

調味料

砂糖·······························100 克

作法

1. 將洗淨的紅豆，倒入鍋中，加入滿水（水量蓋過紅豆），放入冷凍約 12 小時。

2. 再整鍋從冷凍庫取出，放入電鍋中（外鍋加水 2 杯），煮至開關跳起，續燜約 10 分鐘。

3. 外鍋再加入水 2 杯（再煮一次），煮至開關跳起（先不掀蓋），再續燜約 20 分鐘（用筷子測試可輕易夾碎），取出，拌入砂糖攪勻，即成蜜紅豆。

4. 再依個人喜好加入溫熱的鮮奶，適量溫水稀釋（調配試合飲用的濃度），即完成每人份 300 毫升的紅豆拿鐵。

營養師叮嚀

紅豆含有豐富的碳水化合物、維生素 B 群、蛋白質、鈣質、鐵質及膳食纖維，是可一次攝取多種營養素的好食材。若供應給吞嚥障礙者，務必細心調整質地，注意濃稠度，避免造成嗆咳，而蜜紅豆甜度高，糖尿病患者請適度限制攝取份量，或依個人需求調整甜度與鮮奶量。

營養成分 每一份量 300 克，本食譜含 5 份

熱量（大卡）	蛋白質（克）	脂肪（克）	飽和脂肪（克）	碳水化合物（克）	糖（克）	鈉（毫克）
266	11.5	1.7	1.05	52.4	22.0	14

維生素 B12（微克）	膳食纖維（克）
0.14	9.2

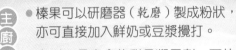

主廚叮嚀

● 榛果可以研磨器（乾磨）製成粉狀，
亦可直接加入鮮奶或豆漿攪打。

● 吉利 T 是素食的甜品凝固劑，可依
需求調整用量來決定是較軟的凝凍
狀或較結實的果凍狀的點心。

● 還沒有加入吉利 T 的榛果奶，也可
以直接飲用。

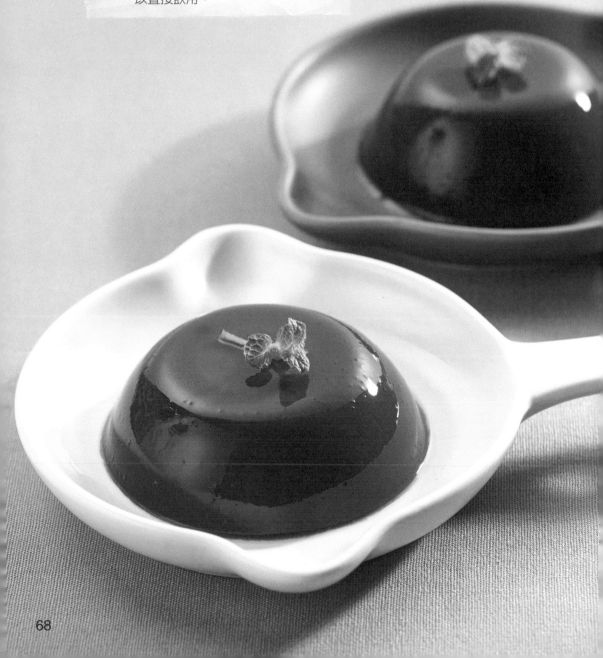

❺
堅果

榛果奶凍

 材料

燕麥植物奶 ┄┄┄┄┄┄┄┄75 克
無調味榛果 ┄┄┄┄┄┄┄┄15 克
可可粉 ┄┄┄┄┄┄┄┄┄┄1 大匙
溫開水 ┄┄┄┄┄┄┄┄┄450 毫升
熱水 ┄┄┄┄┄┄┄┄┄┄┄┄適量

工具

模型盒 ┄┄┄┄┄┄┄┄┄┄┄2 個

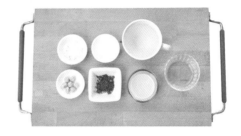

調味料

冰糖 ┄┄┄┄┄┄┄┄┄┄┄┄16 克
吉利 T 粉 ┄┄┄┄┄┄┄┄┄10 克

作法

1 將燕麥植物奶、榛果、可可粉及冰糖，放入食物調理機中，倒入溫開水，按下啟動鍵，攪打至粉碎（無顆粒狀），即成榛果奶，倒入乾淨小湯鍋。

2 將**作法 1** 的小湯鍋，以隔水加熱的方式（另取一個中型湯鍋，加入熱水，放入小湯鍋），以小火續煮約 3 ～ 5 分鐘。

3 將吉利 T 粉慢慢灑入**作法 2**，並取湯匙持續攪拌至完全溶解，熄火，即成榛果奶。

4 將榛果奶倒入模型盒中，移入冰箱冷藏至凝固（約 2 小時後），取出，即可食用。

營養師叮嚀

榛果的不飽和脂肪酸、葉酸、維生素 B6 及鉀的含量較杏仁、核桃、腰果高，市面上常用於製作巧克力榛果醬。因榛果質地較硬，長者較不易咀嚼，可研磨成粉狀後製成點心，如奶凍食用；亦可加入芝麻糊等稠狀飲品中食用。

營養成分 每一份量 270 克，本食譜含 2 份

熱量 （大卡）	蛋白質 （克）	脂肪 （克）	飽和脂肪 （克）	碳水化合物 （克）	糖 （克）	鈉 （毫克）	維生素 B12 （微克）
225	5.5	6.8	1.24	39.6	18.6	32	0.30

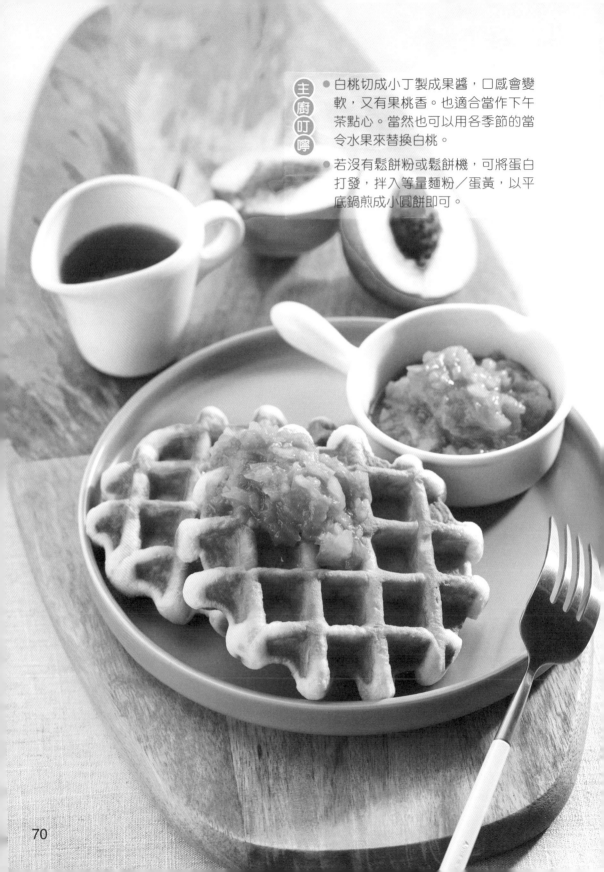

主廚叮嚀

● 白桃切成小丁製成果醬，口感會變軟，又有果桃香。也適合當作下午茶點心。當然也可以用各季節的當令水果來替換白桃。

● 若沒有鬆餅粉或鬆餅機，可將蛋白打發，拌入等量麵粉／蛋黃，以平底鍋煎成小圓餅即可。

⑦ 水果 白桃鬆餅

🍃 材料

白桃果醬
白桃 ·· 1 顆
檸檬汁 ·· 1 匙
砂糖 ·· 20g

鬆餅
鬆餅粉 ·· 40g
雞蛋 ··· 2 顆
牛奶 ·· 20g

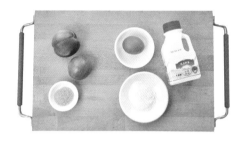

🥄 作法

白桃果醬

1 白桃洗淨,切半,挖除種子,切小丁,備用。

2 白桃丁放入湯鍋中,加入檸檬汁混勻,再放入砂糖拌勻,以中小火煮 15 分鐘至濃稠狀,即成白桃果醬。

鬆餅

1 將鬆餅粉放入容器中,再倒入雞蛋、牛奶均勻攪拌。

2 將鍋子表面稍微抹一層油,熱鍋子 2 ～ 3 分鐘,倒入適量的鬆餅糊(讓鬆餅糊慢慢擴散),以小火煎 2 分鐘左右,翻面煎至熟(用筷子可穿透且無麵粉沾黏),依序全部完成。

組合

1 將煎好的鬆餅放入盤中,淋入適量的桃子果醬,即可食用。

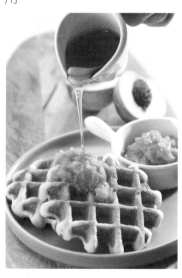

🗣 營養師叮嚀

白桃含有豐富的鉀離子,再喜歡的水果也不宜一次吃太多,一方面也是擔心糖分攝取過量,基本原則都是吃適量就好。

營養成分 每一份量 175 克,本食譜含 2 份

熱量 (大卡)	蛋白質 (克)	脂肪 (克)	飽和脂肪 (克)	碳水化合物 (克)	糖 (克)	鈉 (毫克)	維生素 B12 (微克)
250	10.0	5.6	2.00	35.0	9.0	91	0.50

② 防三高
好油、低 GI、抗氧化

　　這個預防三高單元所設計的八道食譜，強調用好油、多膳食纖維及低 GI（低升糖指數）的食材、少用加工品。此外也提醒一日攝取的熱量不足和過高且飲食不均衡，長期累積下來的營養素失衡，也可能與各種疾病相關。

　　好油是指氧化與加工程度低的油脂來源，植物油中除了椰子油，大多富含單元與多元不飽和脂肪酸，有助於維持神經、內分泌與全身細胞代謝正常。

　　膳食纖維來自各類蔬果，水溶性纖維與不溶性纖維各有優點，富含水溶性纖維的飲食，可以抑制血糖急速升高，亦可在腸道中吸附油脂，避免高血脂。不溶性纖維可以促進排便，縮短糞便在腸道通過的時間，抑制癌症發生。

　　減少使用過度精緻加工之製品，以避免買到不肖廠商為了美味，而添加高油、鹽、糖，甚至違法添加物，長期累積所造成的傷害。

　　有人說年紀大不能吃的太清淡，這些人其實是不明白蔬菜水果的滋味吧！真正優質在地當季的新鮮蔬果是世界上最好吃的食物！每日足量的膳食纖維非常重要。

選好油：油脂的保存以新鮮（小量採買）、避光及避免高溫為主要儲存條件，並且依照烹調方式選擇合適的油脂，每人每餐用油量 1～2 茶匙，多涼拌少油炸減少油品高溫氧化劣變，才健康。

避免氫化油：常存在於油炸類，（如薯條、油條、洋芋片、鹽酥雞、炸排骨等）；糕餅點心類，（如麵包、餅乾、酥餅、爆米花、冰淇淋及巧克力等）。

【植物性油脂可依烹調方式做不同選擇】

烹調方式	推薦選擇的油脂種類
涼拌、低溫拌炒、燉煮類	葵花油、大豆沙拉油、高油酸紅花籽油、亞麻仁籽油、初榨橄欖油、純芝麻油及花生油等。
煎炒、爆香類	葡萄籽油、玄米油、葵花油、橄欖油、芥花油及苦茶油等。
油炸類	棕櫚油、椰子油。

【富含營養素及抗氧化食材選擇】

類別	推薦食材
油脂與堅果種子類	橄欖油、亞麻仁籽油及各式新鮮堅果。
蔬菜及水果類	各式當季的新鮮蔬果及蕈菇、藻類。
強化營養食品	啤酒酵母粉、小麥胚芽粉、芝麻粉及亞麻仁籽粉等。

什麼是 GI 值？那些食物容易高血糖？

　　GI（Glycemic index）值也就是「升糖指數」，是指人體吃入食物後造成血糖升高快慢的數值。低 GI 飲食是由加拿大多倫多大學大衛・詹金斯博士（David J. Jenkins）在 1981 年所提出的糖尿病飲食控制法，它是簡單又有效的「擇食」概念，以臨床實驗結果為基礎，依據不同食物對血糖造成的起伏情況，歸納出重要的飲食健康指南。

　　一般來說質地越粗糙、加工程度越低的食物其升糖指數值較低；反之，越精緻或加工度高的食物，升糖指數值較高。

　　常將食物 GI 值分為三大類：GI 值超過 70 就是高升糖指數食物，56 ～ 69 是中升糖指數食物，55 以下是低升糖指數食物。

GI 值分級	代表的燈號	食物的 GI 值	對人體血糖的影響
低GI 等級	● 「綠燈」	介於 0 到 55 之間	最不容易 造成血糖值的波動
中GI 等級	● 「黃燈」	介於 56 到 69 之間 （包含 56 與 69）	血糖值是介於 高跟低的中間值
高GI 等級	● 「紅燈」	高於 70 以上	最容易造成 血糖值的波動

【全穀雜糧類】

高 GI 值（≧ 70）	中 GI 值（56 ～ 69）	低 GI 值（≦ 55）
稀飯	玉米	燕麥飯
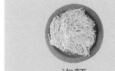 泡麵	米粉	鷹嘴豆
白吐司	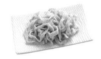 麵條	芋頭

【水果類】

高 GI 值（≧ 70）	中 GI 值（56 ～ 69）	低 GI 值（≦ 55）
西瓜	桃子	蘋果
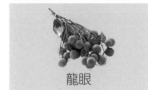 龍眼	芒果	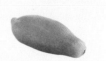 木瓜
葡萄	鳳梨	奇異果

【其他類】

高 GI 值（≧ 70）	中 GI 值（56～69）	低 GI 值（≦ 55）
餅乾	布丁	花椰菜
蛋糕	果汁	A 菜
汽水	咖喱飯	青江菜

　　牙口不好的長者，可將稀飯改為軟飯（煮白米飯的水量再多半杯～1杯）或以一些質地可煮軟的全穀雜糧類，如南瓜、山藥、燕麥片、芋頭及甘藷（地瓜）等替代。

穩定血糖料理小撇步

　　除了食物本身的 GI 值高低之外，有效的食材搭配也可降低飲食的 GI 值喔。會使血糖上升的食物為全穀雜糧類、奶類及水果類，適度搭配豆蛋類、蔬菜類、油脂及堅果種子類，也可達穩定血糖的效能：

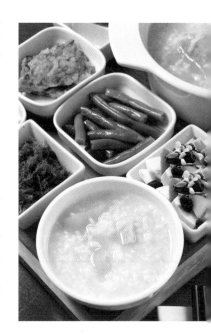

(1) 「菜配飯」選擇較軟嫩的蛋白質類食物───蛋類（炒蛋、蒸蛋）、黃豆類（豆腐、豆皮及未經油炸過的豆包等）及蔬菜類食材（嫩葉或瓜果類）搭配軟飯，其血糖的穩定度比起飯配醬瓜或罐頭來的好。

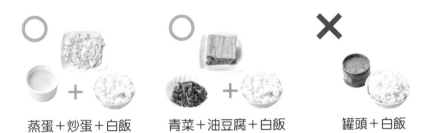

蒸蛋＋炒蛋＋白飯　　　　青菜＋油豆腐＋白飯　　　　罐頭＋白飯

(2) **適度的搭配油脂**，如餐食中炒青菜、炒豆皮、炒蛋等配飯，比起青菜湯配飯消化的慢；餐間的點心選用無糖芝麻糊或堅果醬來搭配，比起單吃餅乾或麵包，更有助於血糖的穩定。

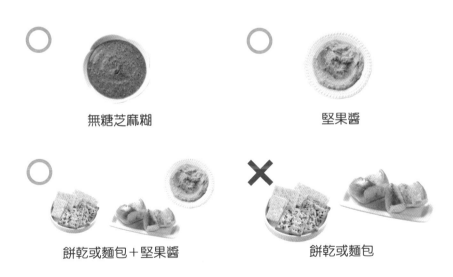

無糖芝麻糊　　　　　　　　　　　　　堅果醬

餅乾或麵包＋堅果醬　　　　　　　餅乾或麵包

主廚叮嚀

● 綠豆仁就是去皮的綠豆,製作綠豆沙用綠豆仁可節省製作時間。用模具使月餅成形,烤出來的成品看起來會美觀可口。

● 月餅餡可添加切碎的葡萄乾,或蔓越莓等果乾取代細砂糖,讓內餡口感層次更豐富。

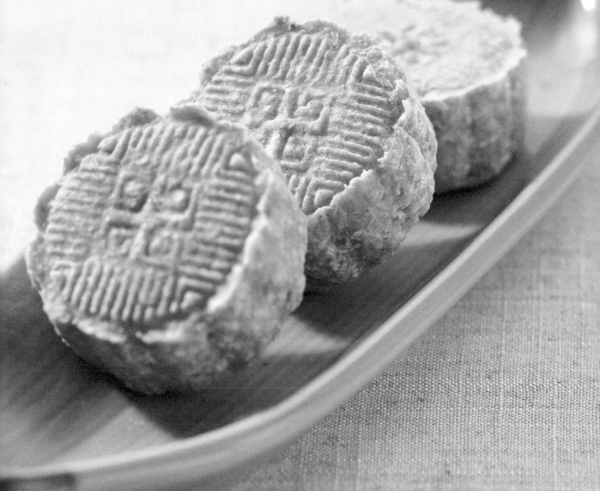

營養成分 每一份量 35 克,本食譜含 3 份

熱量 (大卡)	蛋白質 (克)	脂肪 (克)	飽和脂肪 (克)	碳水化合物 (克)	糖 (克)	鈉 (毫克)	膳食纖維 (克)
96	3.0	1.0	0.30	19.8	1.5	14	2.1

8
點心

高纖低脂綠豆燕麥月餅

材料

月餅內餡

生綠豆仁 ·······································20 克
細砂糖 ··10 克

月餅皮

去皮地瓜 ·······················70 克
即溶燕麥 ·······················25 克
低脂鮮乳 ·······················10 克

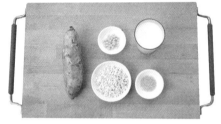

作法

月餅內餡

1 生綠豆仁浸泡冷水 5 小時以上（或浸泡隔夜），待吸水後可膨脹成 40 克，用細目濾網瀝乾水分，再沖淨。綠豆仁和水 20 克放入小瓷碗，加入水量（需蓋過綠豆仁），移入電鍋中（外鍋加入水 2 杯）。

2 煮至電鍋跳起確認綠豆仁已軟爛（煮熟約 57 克），取出，加入細砂糖，放入食物調理機攪打成泥。

3 將綠豆仁泥放入平底鍋，轉小火，使用刮刀輔助炒乾、去除水分，再均分為三等份（平均一份約 12 克），即成月餅內餡（綠豆沙）。

月餅皮

1 地瓜洗淨，去皮、切塊，移入電鍋中（外鍋加入水 1 杯）蒸熟。即溶燕麥、低脂鮮乳放入容器中混合，再加入蒸熟的地瓜，搓揉成團，分成三球（平均一球約 35 克）。

組合

1 月餅皮壓成碗狀，包入適量的內餡，放入模型中，壓模成形，依序全部完成。

2 將做好的月餅，放入烤箱以 150 度烤 6 ～ 10 分鐘，烤完取出，即可食用。

營養師叮嚀

綠豆含有豐富的維生素 B，由於富含鉀離子，可利尿，且綠豆仁每克的鉀比帶皮綠豆的鉀高許多。傳統月餅皮使用精緻糯米粉、再來米粉、麵粉等製作，此食譜選用低 GI 的全穀雜糧類：燕麥、地瓜取代，增加纖維質攝取。

傳統月餅多熱量與油脂高，使用精緻糯米粉、麵粉等製作，此食譜減少油脂，並以低脂鮮乳取代水，增加鈣質的攝取，整體熱量比一般市售產品低很多，一份不到 100 大卡。

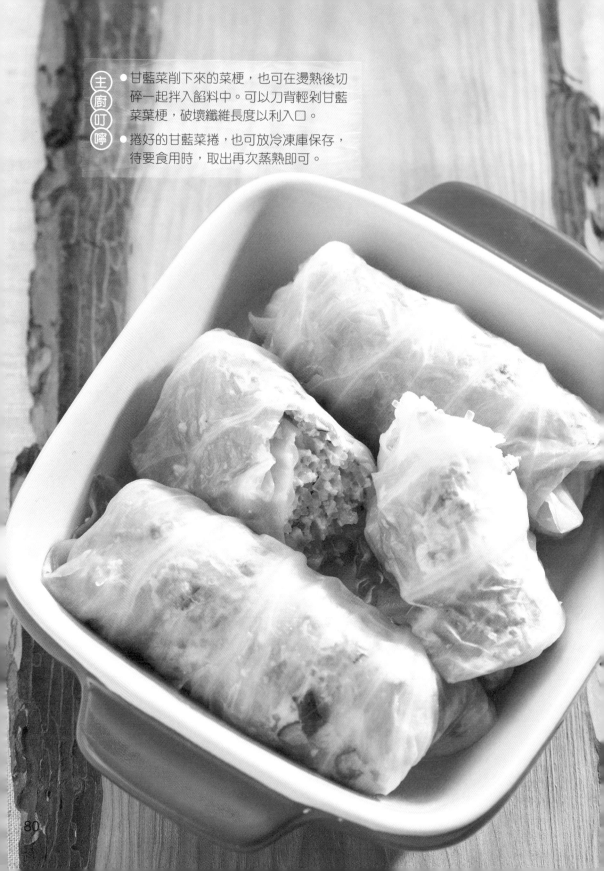

主廚叮嚀

- 甘藍菜削下來的菜梗，也可在燙熟後切碎一起拌入餡料中。可以刀背輕剁甘藍菜葉梗，破壞纖維長度以利入口。

- 捲好的甘藍菜捲，也可放冷凍庫保存，待要食用時，取出再次蒸熟即可。

豆主菜 **甘藍白玉捲**

材料

甘藍菜葉 ·······················5 片	胡椒粉 ·······················少許
麵筋泡 ·························50 克	鹽 ·····························少許
乾香菇 ···························3 朵	
粉絲 ···························20 克	
傳統豆腐（或是板豆腐）200 克	

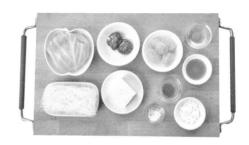

調味料

大豆油 ·························1 茶匙
香油 ···························2 茶匙
太白粉 ·························1 大匙

作法

1. 甘藍菜洗淨，去除硬梗，以沸水燙軟，瀝乾；麵筋泡以熱水汆燙後，撈起，瀝乾，切碎，備用。

2. 香菇泡軟，去蒂，切末，放入炒鍋中，以少許油爆香，盛盤；粉絲加水泡軟，切短段，備用。

3. 將豆腐捏碎，擠乾水分，放入容器中，加入麵筋泡、香菇末、粉絲、全部的調味料拌勻，即成餡料，均分成 5 等份，各以一片甘藍菜葉包裹捲起。

4. 將包好的甘藍菜捲，移入電鍋中（外鍋水 1 杯），煮至熟透（甘藍菜捲有如白玉的視覺感），取出，即可食用。

營養師叮嚀

甘藍菜是高麗菜的別名，屬十字花科類植物，富含維生素 A、B2、C、K 等，而甘藍菜含有豐富抗氧化及抗發炎的植化素成分。

營養成分 每一份量 120 克，本食譜含 5 份

熱量 （大卡）	蛋白質 （克）	脂肪 （克）	飽和脂肪 （克）	碳水化合物 （克）	糖 （克）	鈉 （毫克）
160	8.6	9.8	1.70	11.0	1.7	147

PART 2

存腦本 2 防三高——好油、低 GI、抗氧化 甘藍白玉捲

主廚叮嚀

● 大薏仁浸泡一夜可縮短蒸煮時間，但乾蓮子不能浸泡冷水會更難煮爛，可用熱水汆燙或浸泡。煮熟的薏仁與蓮子可以冷凍保存，復熱後口感更加綿密。

● 冬瓜的膳食纖維比一般蔬菜較低，不會造成腸胃負擔。紅棗可選已去籽比較方便長輩吞嚥。此道若以瓦斯爐烹調，以小火慢燉至少 30 分鐘以上煮至食材軟爛入味為宜。

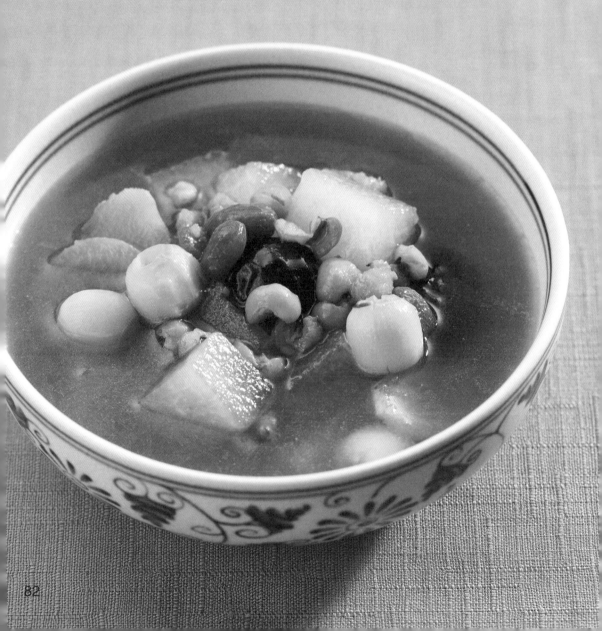

奶／湯／飲品 # 冬瓜蓮子湯

材料

冬瓜	450 克
大薏仁	30 克
乾蓮子	30 克
去籽紅棗	30 克
枸杞	20 克
薑	3 片

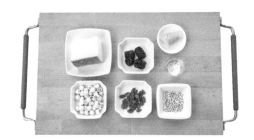

調味料

鹽	適量

作法

1. 冬瓜去皮、去籽,切小塊;大薏仁洗淨,加入滿水先浸泡一晚(或浸泡 8 小時),瀝乾水分,備用。
2. 乾蓮子加入熱水浸泡(或滾水汆燙),瀝乾水分,備用。
3. 將冬瓜、大薏仁、蓮子、去籽紅棗、枸杞、薑片及適量的水(水量蓋過材料)放入湯鍋中。
4. 移入電鍋蒸煮(外鍋水 2 杯水),待開關跳起,加入鹽調味,即可食用。

營養師叮嚀

大薏仁、蓮子、冬瓜屬於低 GI 食物,可避免血糖快速上升。大薏仁屬於水溶性纖維,可降低膽固醇及幫助血糖控制;冬瓜與紅棗富含鉀離子、維生素 C,而鉀離子可幫助控制血壓及維持體內酸鹼平衡;維生素 C 則可抗氧化、促進膠原蛋白的合成及提高免疫力。另外,枸杞富含葉黃素、玉米黃素及 β-胡蘿蔔素,具有保護眼睛、抗氧化等作用。

營養成分 每一份量 250 克,本食譜含 4 份

熱量 (大卡)	蛋白質 (克)	脂肪 (克)	飽和脂肪 (克)	碳水化合物 (克)	糖 (克)	鈉 (毫克)
101	4.0	0.7	0.09	20.6	0.2	199

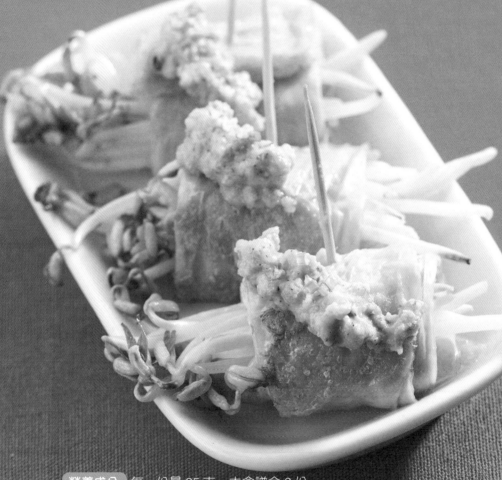

主廚叮嚀

柳丁、橘子等柑橘類，或鳳梨、檸檬等水果，對年長者來說，常因有種子或纖維過多而不方便食用。透過食物調理機攪打，再以濾網過濾纖維，就可以嘗到水果的原汁原味，甘甜味，甚至酸味。而堅果類食物也是屬於較硬質的食物，做成堅果醬，就能改變質地，更方便入口。

營養成分 每一份量 85 克，本食譜含 2 份

熱量 （大卡）	蛋白質 （克）	脂肪 （克）	飽和脂肪 （克）	碳水化合物 （克）	糖 （克）	鈉 （毫克）
132	9.7	7.9	1.19	6.1	2.2	72

④ 配菜

腐皮銀芽捲佐柳橙堅果醬

材料

腐皮銀芽捲
濕腐皮 …………… 60克（半張）
豆芽菜 ……………………100克
大豆沙拉油 ……………… 1茶匙

堅果柳橙醬
柳丁汁 …………………… 50毫升
綜合堅果 ………………… 45克
白醋 ……………………… 15毫升
醬油 ……………………… 12.5毫升
橄欖油 …………………… 12.5毫升
味霖 ……………………… 35毫升

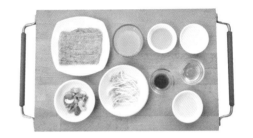

作法

1 濕腐皮切成長條狀（約2公分）；豆芽菜去尾，洗淨，放入滾水中略燙軟，備用。

2 將柳橙汁、綜合堅果、白醋、醬油、橄欖油、味霖倒入食物調理機，以高速攪打5～10分鐘。

3 接著，再用低速攪打5～10分鐘（攪打至濃稠無顆粒狀），即成堅果柳橙醬。

4 取一份濕腐皮，鋪上適量的豆芽菜，捲成腐皮捲（直徑約2～3公分），依序完成。

5 取平底鍋倒入少許的沙拉油，放入腐皮捲（接縫處朝下），以小火慢煎至呈金黃色，盛入盤中，淋上堅果柳橙醬，即可食用。

營養師叮嚀

● 柳丁含有維生素C、類胡蘿蔔素、果膠等營養素，其中，維生素C與類胡蘿蔔素可以對抗自由基，保護細胞膜完整，防止細胞受到傷害。另外，所富含的果膠，能幫助身體排出多餘的脂肪及膽固醇，降低罹癌風險。

● 此外，選擇橄欖油及綜合堅果作為油脂來源，增加飲食中單元不飽和脂肪酸的攝取，有助於降低發炎反應外，橄欖油還富含維生素E、K、胡蘿蔔素等抗氧化物質，有保護血管的作用。

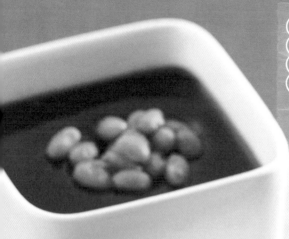

主廚叮嚀

● 蜜黃豆冰過後口感會比較有彈性,若喜歡鬆軟口感,可以將蜜黃豆再加熱後食用。

● 食用級小蘇打粉的作用是加快黃豆煮軟的時間,如果對小蘇打粉的味道很敏感,覺得自己吃得出來的人,可以不加小蘇打,改用快鍋或多蒸幾次。

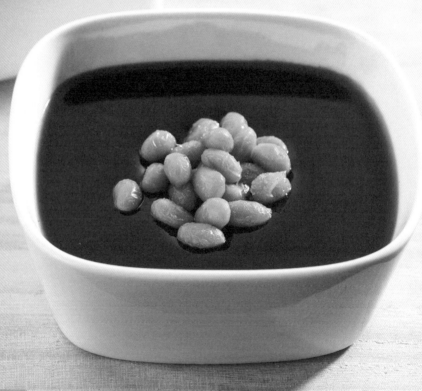

營養成分 每一份量 345 克,本食譜含 4 份

熱量 (大卡)	蛋白質 (克)	脂肪 (克)	飽和脂肪 (克)	碳水化合物 (克)	糖 (克)	鈉 (毫克)
101	5.3	2.4	0.35	17.0	10.0	37

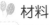
奶／湯／飲品

蜜黃豆燒仙草

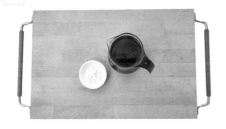

材料

蜜黃豆
黃豆……………………………60 克
糖………………………………40 克
鹽……………………………少許
水…………………………… 300 毫升
食用級小蘇打粉……… 1/8 小匙
（軟化黃豆用）

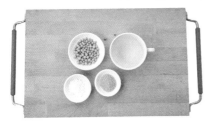

燒仙草
無糖仙草茶 ………… 1200 毫升
太白粉………………………… 10 克

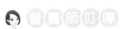

作法

蜜黃豆

1. 黃豆洗淨，加入水 300 毫升，放入冰箱浸泡隔夜，取出，加入小蘇打粉拌勻，備用。

2. 將泡好的黃豆連水一起倒入內鍋，移入電鍋蒸至軟（外鍋水 2 杯），煮至開關跳起，續燜 10 分鐘，再掀開鍋蓋（如果覺得不夠軟，可再加外鍋水 2 杯續蒸），取出。

3. 將煮熟的黃豆連鍋一起移到瓦斯爐，加入糖及少許鹽，先轉大火，待水煮滾後，以小火炒至收汁，即可食用。

燒仙草

1. 太白粉加入少許水調勻；仙草茶倒入湯鍋中，以中火煮沸（邊煮仙草茶邊攪動），慢慢倒入太白粉水拌勻，熄火。

2. 倒入碗中，等待略為凝固，即成燒仙草，加入蜜黃豆，即可趁熱食用。

營養師叮嚀

黃豆又稱為豆中之王，是重要的植物性蛋白質來源；黃豆富含蛋白質及大豆異黃酮、大豆卵磷脂等成分，適量攝取對長者的記憶和情緒及認知都有幫助，且具有抗癌、預防骨鬆等功能；據研究，每天攝取28克黃豆及其製品，可降10%膽固醇喔！且黃豆蛋白含有較高的白胺酸，可增加肌肉合成的能力，有益於肌少症的預防。為避免三高，本食譜的燒仙草為無糖配方，搭配蜜黃豆一同食用，增加甜味及口感。

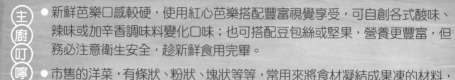
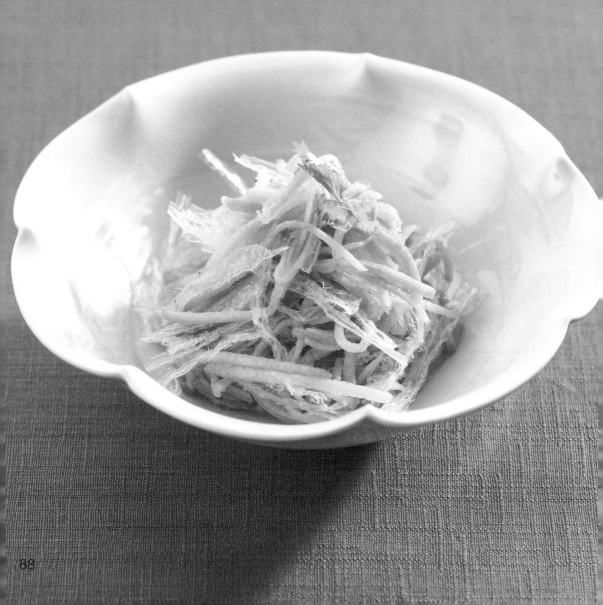

⑦
水果

洋菜芭樂絲

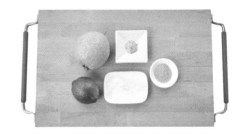

🥬 材料

芭樂‥‥‥‥‥1 顆（約 160 克）
洋菜條‥‥‥‥‥‥‥‥‥‥6 克

🧂 調味料

糖‥‥‥‥‥‥‥‥‥‥‥‥10 克
檸檬汁‥‥‥‥‥‥‥‥‥10 毫升
梅粉‥‥‥‥‥‥‥‥‥‥‥10 克

🥄 作法

1　將芭樂洗淨，削皮，切對半，挖除芭樂心，刨細絲（寬 0.5 公分、長 5 公分），備用。

2　洋菜條剪成 3 ～ 5 公分，浸泡冷開水約半小時至軟，擠乾水分，備用。

3　洋菜條、芭樂絲、全部的調味料放入容器中拌勻（夏季可放入冰箱冷藏），等待半小時入味，即可擺盤享用。

🧑‍🍳 營養師叮嚀

● 芭樂富含的維生素 C，抗氧化，可增強人體免疫功能。此外，芭樂富含膳食纖維，也是低 GI 水果，可以穩定血糖控制，預防便祕。

● 在料理時，可以用青木瓜、蘋果、梨子等富含膳食纖維的鮮脆水果來替代芭樂。洋菜提煉自海藻類植物，富含膠質，可補充攝取不足的膳食纖維量。

營養成分 每一份量 120 克，本食譜含 2 份

熱量（大卡）	蛋白質（克）	脂肪（克）	飽和脂肪（克）	碳水化合物（克）	糖（克）	鈉（毫克）	膳食纖維（克）
77	0.7	0.3	0.07	19.3	11.2	528	5.8

PART 2

存腦本　2　防三高────好油、低 GI、抗氧化　洋菜芭樂絲

● 芋頭的黏液容易造成過敏，削皮時盡可能保持表面乾燥，可以戴上手套避免皮膚接觸造成發癢。如果容易過敏者，可直接購買已去皮的芋頭塊。

● 將芋頭切成小塊狀可縮短料理時間。煮熟後趁熱用工具壓成泥狀，加入適當的糖、鮮奶（可依喜好調整），可增加芋泥的濕度幫助入口。

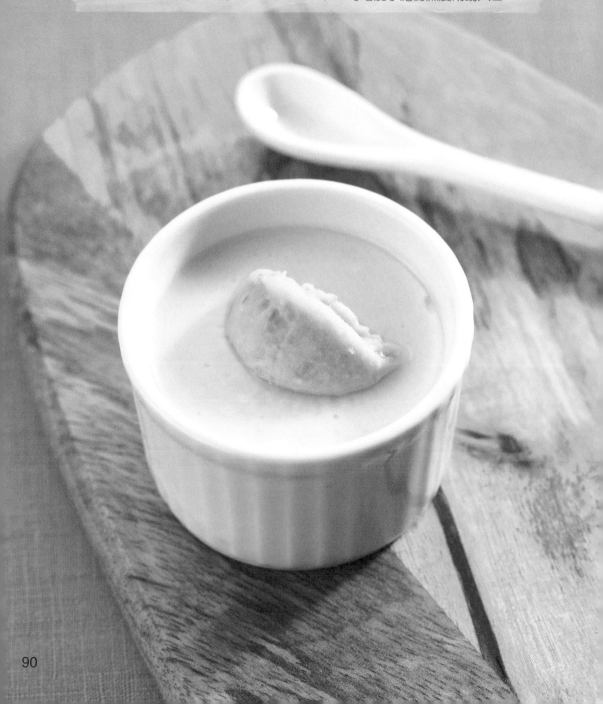

⑧ 點心

芋頭鮮奶酪

🥄 材料

芋泥
芋頭	150 克
全脂鮮奶	20 毫升
砂糖	15 克

鮮奶酪
全脂鮮奶	450 毫升
玉米粉	30 克
砂糖	20 克

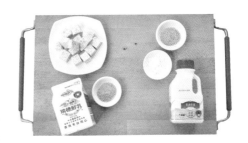

🥄 作法

芋泥
1 將芋頭去皮，切片，放入電鍋蒸熟，取出，趁熱用刀叉壓成泥狀。
2 加入全脂鮮奶、砂糖拌勻，若太乾可以增加鮮奶量做調整。

鮮奶酪
1 取一個小湯鍋，倒入全脂鮮奶（約 300 毫升），加入砂糖，以小火加熱至砂糖溶解。
2 將玉米粉、剩餘的鮮奶（150 毫升）拌勻，慢慢倒入**作法 1**，取湯匙邊攪拌（避免凝結）。
3 煮至鮮奶滾後，熄火，立刻倒入耐熱容器中，待冷卻後，放入冰箱冷藏 1 ～ 2 小時（等待凝固），即成鮮奶酪。
4 取適量的芋泥，放入鮮奶酪上面，即成芋頭鮮奶酪。

營養師叮嚀

● 芋頭屬於高纖維的全穀雜糧類，富含醣類、膳食纖維、鉀離子、維生素 A 及 B 群等；其鉀離子可幫助降血壓。芋頭容易造成產氣，腸胃不適或容易脹氣者應適量食用。

● 全脂鮮奶含豐富鈣質，可以預防骨質疏鬆及高血壓。此甜點使用減糖版本，可再依個人喜好進行砂糖減量或使用代糖取代。

營養成分 每一份量 220 克，本食譜含 3 份

熱量（大卡）	蛋白質（克）	脂肪（克）	飽和脂肪（克）	碳水化合物（克）	糖（克）	鈉（毫克）	鉀（毫克）
244	6.0	6.2	3.88	41.2	18.7	64	489

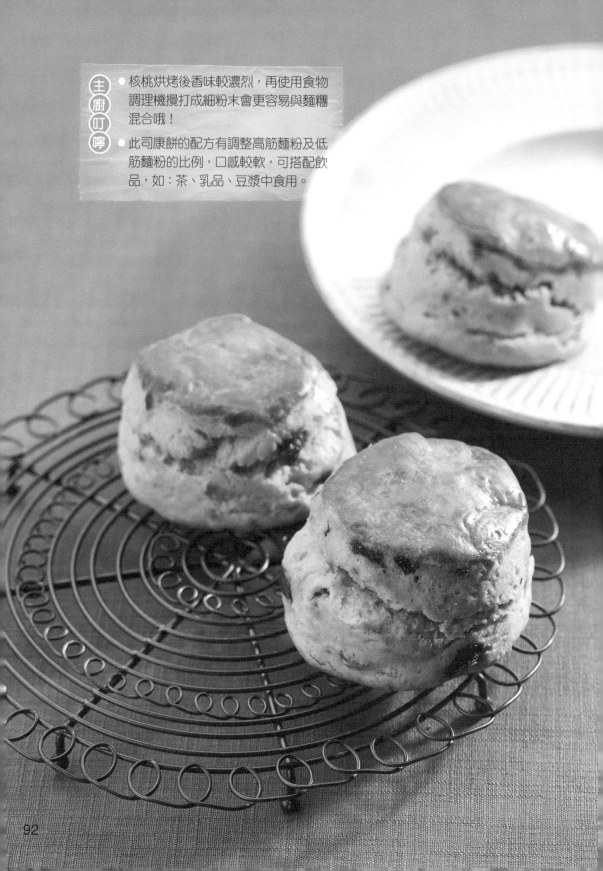

主廚叮嚀

● 核桃烘烤後香味較濃烈,再使用食物調理機攪打成細粉末會更容易與麵糰混合哦!

● 此司康餅的配方有調整高筋麵粉及低筋麵粉的比例,口感較軟,可搭配飲品,如:茶、乳品、豆漿中食用。

⑤ 堅果

黑糖核桃葡萄乾司康

🥄 材料

高筋麵粉	80 克
低筋麵粉	100 克
泡打粉	10 克
奶油	35 克
鮮奶	100 克
葡萄乾	15 克
核桃	10 克
黑糖	25 克
糖粉	20 克
鹽	0.5 克

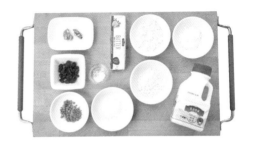

🥄 作法

1 核桃放入烤箱以 150 度烤約 10 分鐘，再放入食物調理機中，打成粉末，備用。

2 取 1/3 的鮮奶加熱後，加入黑糖，將其溶解，待冷，備用。

3 將高筋麵粉、低筋麵粉、泡打粉及糖粉一起用細目濾網過篩，備用。

4 將**作法 2** 及鹽放入容器中，再加入奶油、2/3 鮮奶、葡萄乾、核桃粉末及**作法 3** 攪拌均勻即可（避免攪拌過久，造成麵糰出筋）。

5 從冰箱中取出，確認鬆弛後，分割成 5 等份，裝入烤盤，移入已預熱好的烤箱以 200 度烤約 12 ～ 15 分鐘，即成。

營養師叮嚀

● 核桃屬於堅果種子類，有較高熱量、蛋白質、豐富 Omega-3 脂肪酸、維生素及礦物質的食物。

● 黑糖營養成分較精緻白糖高，有較多的礦物質及維生素，特別是鐵、鈣等礦物質，相較白糖多了特殊的風味。

營養成分 每一份量 80 克，本食譜含 5 份

熱量（大卡）	蛋白質（克）	脂肪（克）	飽和脂肪（克）	碳水化合物（克）	糖（克）	鈉（毫克）	鉀（毫克）
255	5.7	8.1	4.70	40.6	9.5	71	166

植化素＋色香味
促食欲、遠離失智、啟動健康力

　　下廚是一種運動，樂趣就在處理五顏六色的食材。植物的天然色素具有抗氧化性，可抑制細胞老化！「每天蔬果五七九份」不要只是口號，用自己的拳頭當單位來攝取每餐的水果量！

七色蔬果→含有各種植化素能量

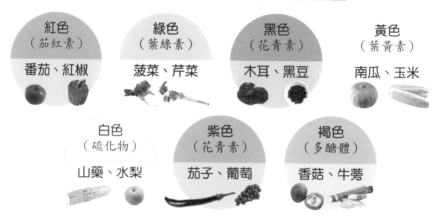

紅色（茄紅素）番茄、紅椒
綠色（葉綠素）菠菜、芹菜
黑色（花青素）木耳、黑豆
黃色（葉黃素）南瓜、玉米
白色（硫化物）山藥、水梨
紫色（花青素）茄子、葡萄
褐色（多醣體）香菇、牛蒡

　　香味與調味也是促進食欲的重要功臣，隨著年齡增長可能影響嗅覺與味覺的敏感度，可能喜歡不一樣的食物與口味。

　　建議多利用各種辛香調味料或食物天然的花草植物精油，提高香氣，搭配酸、甜、鹹、鮮味刺激味蕾，避免過多油炸或化學香精調味的飲食。

　　植化素所含的多酚、類胡蘿蔔素、硫化合物與萜烯類，例如薑黃素、薑油、大蒜素、薄荷醇……等，都可提供天然色素、

抗氧化與強化免疫力之效果。

　　食材本有的風味與營養素，常因季節與區域性而不同，透過料理與食材可以有千變萬化的組合。每個人因為家庭成長環境不同，飲食偏好多元，近年來的各國料理特色也漸受歡迎。本書考量長者居家三餐常用的中、西、日式料理需求設計食譜，重點是簡單易做，且易取得的食材為優先。若喜好歐式或特別的某國料理風味，可善用如：松露醬、藥膳材料、香草、菇菌類、豆類，及特別的調味料來改變風味，也可促進食欲。

　　將本書的烹調法與調味料統整如下表：

烹調重點	● 用富含香氣的食材
	● 調味料多用酸鮮口味增加味蕾刺激
	● 利用中溫油煎炒提香或煙燻

食材分類	菇類	蔬菜	水果／堅果	其他
	金針菇	蘿蔔乾	檸檬	素鬆
	猴頭菇	海菜	紅棗	蜂蜜
	蘑菇	梅乾菜	芝麻	紫蘇葉

醬料分類	香料	蔬果	調味增色	醃漬發酵
	香椿醬	薑	番茄醬	味噌
	九層塔	梅子	甜辣醬	冬菜
	孜然粉	鳳梨醬	甜菜醬	味霖
	八角	桔醬	胡椒／馬告	紅醋

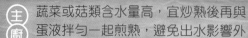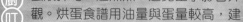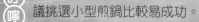蔬菜或菇類含水量高，宜炒熟後再與蛋液拌勻一起煎熟，避免出水影響外觀。烘蛋食譜用油量與蛋量較高，建議挑選小型煎鍋比較易成功。

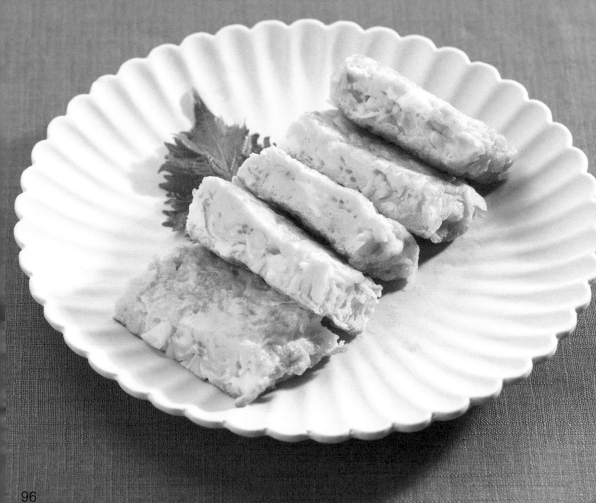

③ 蛋主菜　# 金菇烘蛋

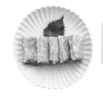

材料

金針菇 ························· 50 克
胡蘿蔔絲 ····················· 50 克
雞蛋 ························· 4 顆
沙拉油 ··················· 1 又 1/2 大匙
香菜 ························· 適量

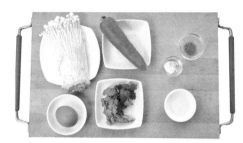

調味料

鹽 ························· 適量
胡椒粉 ····················· 適量

作法

1　金針菇洗淨，切段；蛋液打勻；香菜洗淨，切末，備用。

2　取一個平底鍋，加入沙拉油加熱，放入胡蘿蔔絲、金針菇，以中火炒熟，放入鹽、胡椒粉調味，再放到蛋液中拌勻。

3　取平底鍋再倒入沙拉油加熱，倒入**作法 2**，蓋上鍋蓋（利用熱氣上下循環），以中小火慢煎至底部有點金黃，再打開鍋蓋，翻面續煎至熟。

4　起鍋的方式，用盤子倒扣將烘蛋翻面過來，再灑上香菜末（或用綠紫蘇葉）綴飾，即可食用。

營養師叮嚀

胡蘿蔔富含水溶性維生素 B1、B2、B6 及脂溶性的維生素 A 及類胡蘿蔔素，有助於維持皮膚與黏膜的健康，幫助牙齒及骨骼的發育與生長外。搭配具有多醣體的金針菇，更能夠提升人體免疫力。維生素 A 屬於脂溶性，所以胡蘿蔔先用油炒過，才會釋出維生素 A，讓人體容易吸收。

營養成分 每一份量 138 克，本食譜含 3 份

熱量（大卡）	蛋白質（克）	脂肪（克）	飽和脂肪（克）	碳水化合物（克）	糖（克）	鈉（毫克）
235	9.5	19.7	4.66	6.1	2.4	299

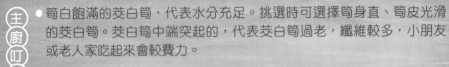

主廚叮嚀

- 筍白飽滿的茭白筍，代表水分充足。挑選時可選擇筍身直、筍皮光滑的茭白筍。茭白筍中端突起的，代表茭白筍過老，纖維較多，小朋友或老人家吃起來會較費力。

- 市場買回茭白筍，直接用報紙包好再外罩塑膠袋，杜絕光照與空氣避免氧化，放入冰箱，約可保存約 3 ～ 4 天。

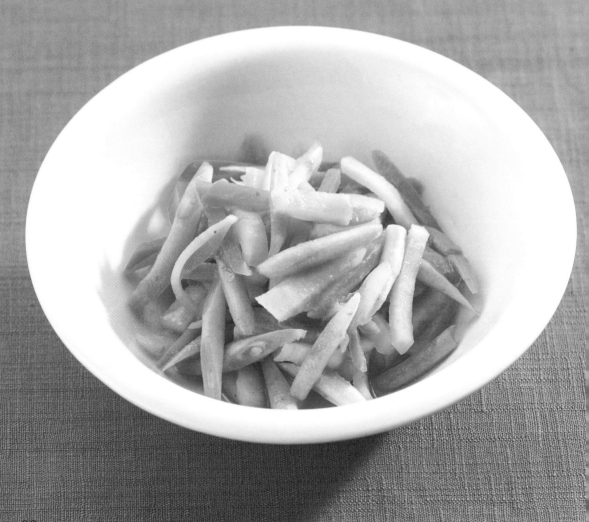

④
配菜

茭白拌鮮蔬

材料

茭白筍…………1 支（約 55 克）
敏豆…………………………55 克
胡蘿蔔…………………………40 克

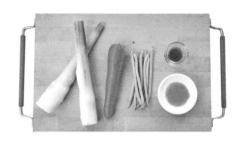

調味料

醬油……………………………適量
桔醬……………………………適量

作法

1 茭白筍洗淨，削除底部及根部粗外皮，切細絲；敏豆洗淨，斜切短段，備用。

2 胡蘿蔔洗淨，切絲；準備一鍋沸水，加入少許鹽，備用。

3 茭白筍絲、敏豆、胡蘿蔔絲分別放入沸水中燙至熟軟，撈起，瀝乾，盛盤。

4 醬油及桔子醬以 1：1 比例調配，搭配蔬菜沾食（或直接加入蔬菜拌勻），即可食用。

營養師叮嚀

茭白筍口感脆嫩鮮美，無論拌炒或水煮皆適宜。茭白筍的水分多，纖維含量也很豐富，另含有多種營養成分，如鈣、磷、鐵、維生素 A、C、B1、B2 等。針對質地偏硬的蔬菜又不適合反覆加熱烹煮，可藉由刀工、汆燙或勾芡使其易入口。

營養成分 每一份量 90 克，本食譜含 2 份

熱量（大卡）	蛋白質（克）	脂肪（克）	飽和脂肪（克）	碳水化合物（克）	糖（克）	鈉（毫克）
20	1.2	0.1	0.06	5.0	2.5	149

PART
2

存腦本 3 植化素＋色香味──促食欲、遠離失智、啟動健康力 茭白拌鮮蔬

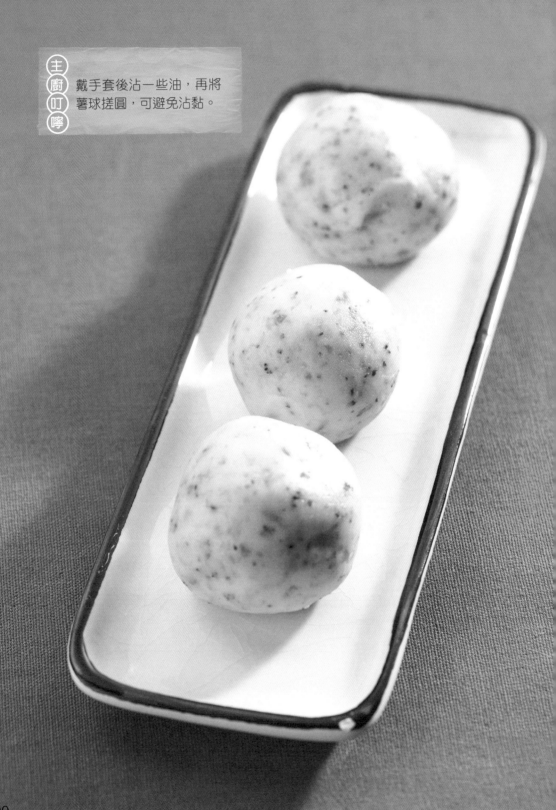

主廚叮嚀 戴手套後沾一些油,再將薯球搓圓,可避免沾黏。

①
主食

花菜薯球

 材料

馬鈴薯 ·························· 300 克
胡蘿蔔 ·························· 40 克
青花菜 ·························· 100 克
起司 ···························· 1 片

調味料

橄欖油 ·························· 10ml
鹽 ····························· 1 克

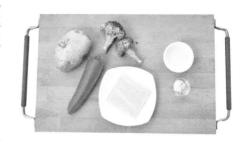

作法

1　馬鈴薯洗淨，去皮，切小塊；胡蘿蔔洗淨，去皮，刨絲；青花菜洗淨，去除硬梗，只留花。

2　馬鈴薯塊、胡蘿蔔絲放入容器中，移入電鍋蒸熟（外鍋放 1 杯水）蒸熟；青花菜花放入滾水中燙熟，撈起，備用。

3　將蒸熟的馬鈴薯、胡蘿蔔從電鍋取出，用湯匙壓成泥狀。

4　加入青花菜花、起司、橄欖油及鹽調味拌勻，戴上手套，取適量，用手搓成圓球狀，依序完成，即可食用。

營養師叮嚀

馬鈴薯屬於全穀雜糧類，含豐富的維生素 C、鉀及維生素礦物質，搭配較軟的青花菜花，除了美觀外，使長者有食欲好入口，補充熱量之餘還可補充到蔬菜的膳食纖維。

營養成分　每一份量 157 克，本食譜含 3 份

熱量 （大卡）	蛋白質 （克）	脂肪 （克）	飽和脂肪 （克）	碳水化合物 （克）	糖 （克）	鈉 （毫克）
136	5.2	5.2	1.73	18.8	1.3	241

主廚叮嚀 長者米飯的比例可以依據牙口決定，看要米 1：水 1.5 或到米 1 份、水 2 份的比例，可以用牙齦磨碎。酪梨要選擇室溫放軟化，味道溫醇香甜。建議板豆腐、酪梨、木瓜都需要切 1 公分小丁。

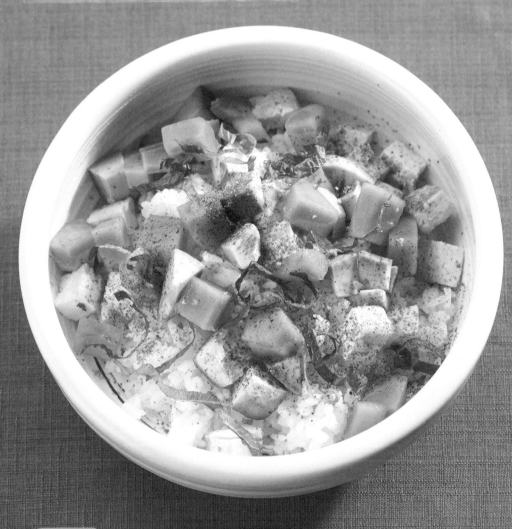

營養成分 每一份量 390 克，本食譜含 1 份

熱量 （大卡）	蛋白質 （克）	脂肪 （克）	飽和脂肪 （克）	碳水化合物 （克）	糖 （克）	鈉 （毫克）
485	12.8	15.4	2.80	77.4	0.3	1142

鉀 （毫克）	磷 （毫克）	鈣 （毫克）	鐵 （毫克）
442	167	129	2.06

⑦
水果

夏日水果酪梨散壽司

存腦本　3　植化素＋色香味⋯⋯促食欲、遠離失智、啟動健康力　夏日水果酪梨散壽司

材料

白米	60 克
板豆腐	80 克
熟透的酪梨	80 克
夏日水果（木瓜）	80 克
新鮮紫蘇葉	少許
（依個人喜好添加）	
橄欖油	1/2 茶匙

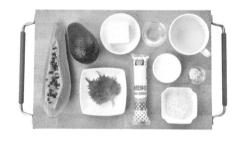

調味料

壽司醋	20 毫升
鹽	1 克
美乃滋	5 克

作法

1 將白米洗淨，加入水 90 毫升，浸泡約 30 分鐘，放入電鍋中煮至熟，取出，煮熟的白飯（約 140 克）淋上壽司醋，邊拌勻邊散熱（或可用電風扇散熱）。

2 板豆腐橫切成兩片（厚度 1 公分）；酪梨、木瓜切丁；新鮮紫蘇葉一片捲起來，切絲再切末，備用。

3 取平底鍋，加入橄欖油加熱，放入板豆腐，以中火煎至兩面金黃（將水分煎乾），加入鹽調味，取出，切小丁，放涼，備用。

4 取適量拌好的醋飯，先鋪上紫蘇葉末，隨興撒上板豆腐丁、酪梨丁、木瓜丁，再擠上美乃滋拌勻，即可享用。

營養師叮嚀

夏季盛產香甜水果，例如木瓜或芒果等軟質水果，都是甜度佳、香氣足，口感軟綿好入口，非常適合食欲不佳的長者。且富含類胡蘿蔔素，對眼睛、皮膚都是必需的營養素；而且含稀有元素硒和鋅，可增強人體抵抗力。台灣酪梨產季夏季六月到隔年冬季二月，冬天期間有南半球進口酪梨可以供選擇。

④ 懷舊美食喚記憶
激活腦細胞、喚醒青春的活力

　　醫療團隊在照護失智長者時，常運用「懷舊治療法」，不管是放長者們在兒時常聽到的歌曲、民謠，或是利用道具嬰兒寶寶喚醒他們過去帶小孩的經歷與感受，都是正面而良好的刺激。吃的部分也是如此，可以選擇家中長者念念不忘的手路菜或家鄉菜，幫長者激活腦中年輕的記憶，在餐桌邊吃著這些菜邊感受青春。

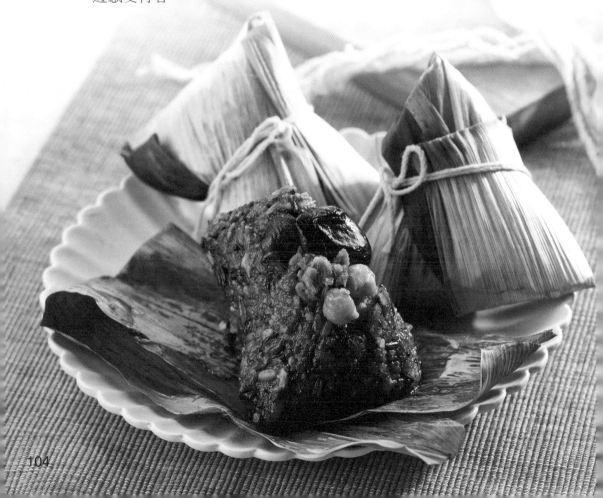

① 主食

雞豆雜糧粽

材料

粽葉	20 片
雞豆	50 克
白長糯米	200 克
黑糯米	100 克
香菇	50 克
素肉末	50 克
蘿蔔乾	100 克
八角	1 粒
月桂葉	1 片
薑末	5 克
植物油	4 大匙

調味料

醬油	1.5 大匙
糖	1.5 茶匙
白胡椒粉	0.5 茶匙

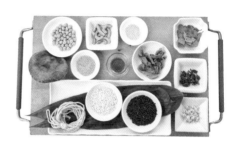

主廚叮嚀

鷹嘴豆是很容易烹調的乾豆類，需要約 2 ～ 3 倍水及 4 ～ 6 小時浸泡，吸收水分膨脹到一倍大小就容易很快煮熟。烹調糯米的口感取決於水量，想要軟 Q 口感的可以選擇至少 1：1 倍的水。

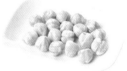

營養師叮嚀

雞豆，又稱鷹嘴豆、雪蓮子營養成分中含有 18% 的蛋白質，蛋白質比例當中有八種人體必需胺基酸，是富含優質單白質的素食乾豆類。因為有豐富的菊糖及膳食纖維，對於長者腸胃道蠕動非常有幫助。攝取上建議糖尿病患者要注意鷹嘴豆也不要過量食用。

營養成分 每一份量 125 克，本食譜含 10 份

熱量 （大卡）	蛋白質 （克）	脂肪 （克）	飽和脂肪 （克）	碳水化合物 （克）	糖 （克）	鈉 （毫克）
214	8.0	6.0	0.60	32.0	0.4	442

作法

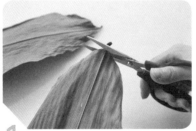

1 取剪刀將粽葉尖端的硬梗剪掉，浸泡冷水一夜，撈起，將葉片分別刷洗乾淨，備用。

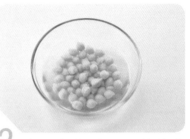

2 雞豆洗淨，加入 3 倍的水量，浸泡一夜（或 8 小時以上），瀝乾，加入乾淨水淹過雞豆 5 公分，移入電鍋中煮軟透（外鍋加 1.5 杯水）。

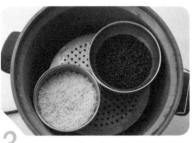

3 白長糯米、黑糯米分別洗好後混合，加入水量 1～1.2 倍（約加入 300～380 毫升水），浸泡一夜（8 小時以上或更久，可依據長者的牙口調整浸泡時間），移入電鍋中煮至熟（外鍋用 1 杯水），續燜 15 分鐘，備用。

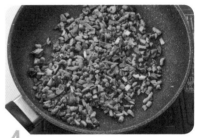

4 香菇用清水沖淨，加入乾淨的水，靜置軟化；素肉末用濾網沖淨，加入乾淨的水，泡至軟；蘿蔔乾切碎，洗淨，以乾鍋炒香，起鍋，備用。

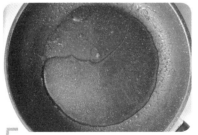

5 取炒鍋，倒入油 1 大匙，加入糖、熱水 100 毫升，以中火煮沸，即成糖色汁。

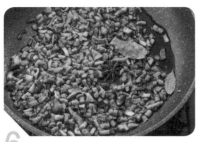

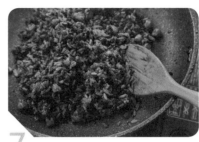

6 取炒鍋，倒入油約 3 大匙，放入香菇乾末炒香，加入薑末、素肉末，炒到素肉末呈現乾乾的狀態，加入糖色汁、醬油、八角、月桂葉、水 1 碗，以中大燉煮 10 分鐘，即可將香菇素肉粽料撈出（保留滷汁，挑除八角、月桂葉），備用。

7 滷汁鍋中，加入煮熟的雞豆、白長糯米、黑糯米飯拌勻，再放入蘿蔔乾、白胡椒粉續拌均勻，即成粽飯，備用。

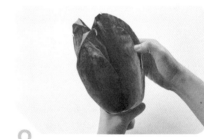

8 取兩片粽葉交 （開始包一顆粽子），先放入少量粽飯，中間加入香菇素肉粽料，再取少量粽飯填入，捏緊粽子，依序全部完成。

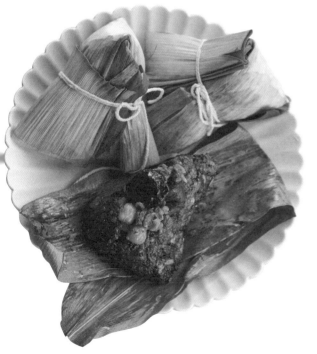

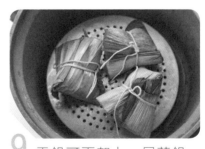

9 電鍋可再架上一層蒸鍋，倒入水 2 杯（蒸一串約 10 顆粽子），即可食用。

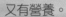 梅乾菜要充分浸泡，才能讓已風乾的粗糙纖維盡量軟化。梅乾菜的粗糙纖維，加一點香油料理會更加軟化，又有香味，搭配低脂的豆皮蒸熟，好吃又有營養。

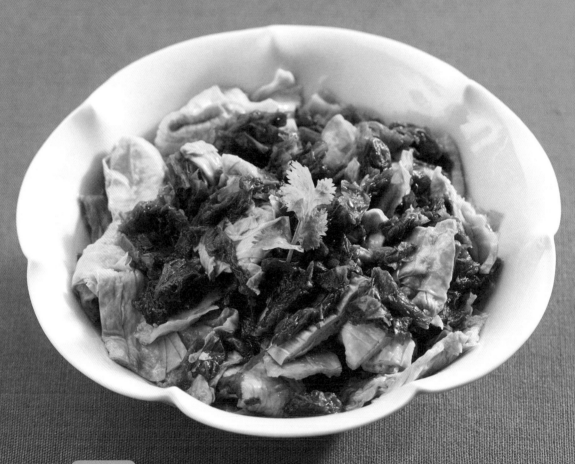

營養成分 每一份量 160 克，本食譜含 2 份

熱量 （大卡）	蛋白質 （克）	脂肪 （克）	飽和脂肪 （克）	碳水化合物 （克）	糖 （克）	鈉 （毫克）
108	8.0	6.0	1.00	5.0	2.0	900

鉀 （毫克）	磷 （毫克）	鈣 （毫克）	鐵 （毫克）
186	126	49	3.40

豆主菜　# 梅乾蒸豆皮

材料

梅乾菜 ······················ 80 克
乾豆皮 ······ 60 克（約 2 大張）

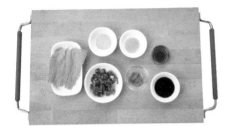

調味料

1 醬油膏 ···················· 1/2 大匙
白胡椒粉 ··················· 1 茶匙
糖 ························· 1 茶匙
五香粉 ···················· 1/2 茶匙
香油 ······················· 1 大匙

2 醬油膏 ···················· 1/2 大匙
白胡椒粉 ··················· 1 茶匙
糖 ························· 1 茶匙
辣豆瓣醬 ·················· 1/2 大匙
香油 ······················· 1 大匙
水 ·························· 適量

作法

梅乾菜加入清水浸泡 30 分鐘，再將每片葉子翻開仔細沖洗乾淨，擠乾水分，切細末，加上**調味料 1** 拌勻，備用。

乾豆包洗淨，用熱水泡發，取出，將每片劃井字形（切成 9 小片）；**調味料 2** 全部放入容器中拌勻，放入豆包浸漬，備用。

取一大湯碗，放入一層豆包、一層梅乾菜，依此順序堆疊，最上一層是豆包。

移入電鍋中（外鍋加入水 2 杯）燉煮軟爛，倒扣盛入盤中，即可享用。

營養師叮嚀

梅乾菜是著名的客家菜，「前身」是芥菜，屬於十字花科蔬菜，為抗癌蔬菜之一。芥菜經過日曬、加鹽出水、風乾繁複的醃製過程產生特殊風味，也濃縮了蔬菜內含的礦物質，富含鐵質及鎂離子。結合豆皮烹調，是一道補血料理。當然，醃製品還是適量為宜，不能太常吃。

東部常見的山苦瓜是長者熱愛的食物之一，而苦瓜封是小時候夏天媽媽會從菜市場買回來的熟菜之一，過去的飲食回憶對提升記憶力是有幫助的。怕苦味的可將苦瓜白色內囊的白膜除去乾淨即可降低苦味，或是過水的時候煮久一點。馬鈴薯在此作用為苦瓜封的食材黏合用途。

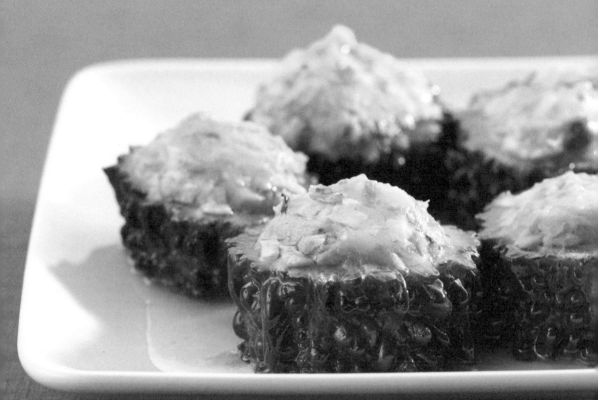

營養成分 每一份量 150 克，本食譜含 4 份

熱量（大卡）	蛋白質（克）	脂肪（克）	飽和脂肪（克）	碳水化合物（克）	糖（克）	鈉（毫克）
181	11.6	8.6	+	15.1	2.6	497

④
配菜

山苦瓜封

材料

山苦瓜 ········ 1 條（約 150 克）
馬鈴薯 ······· 1 小顆（約 60 克）
豆包 ·········· 3 片（約 180 克）
胡蘿蔔絲 ························ 80 克
新鮮香菇絲 ···················· 80 克
芹菜絲 ···························· 20 克
玉米粉 ···························· 10 克
橄欖油 ························ 20 毫升

調味料

炒料
白胡椒粉 ·························· 2 克
鹽 ·································· 2 克

醬料
糖 ································ 10 克
素蠔油 ························ 10 毫升
醬油 ·························· 10 毫升
水 ···························· 50 毫升

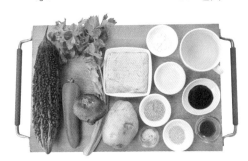

作法

1 山苦瓜洗淨，切成圓塊狀（寬度約 3 公分），取小刀去除內囊白膜，放入滾水氽燙約 5 分鐘（此步驟可軟化苦瓜、去除苦味）。

2 馬鈴薯洗淨，去皮，切片，放入容器中，移入電鍋中（外鍋加入水 2 杯）煮軟；豆包切絲，備用。

3 取一炒鍋，加入橄欖油 10 毫升，放入豆包絲、胡蘿蔔絲、香菇絲、芹菜絲炒香，放入白胡椒粉、鹽調味。

4 將馬鈴薯、**作法** 3，放食物調理機攪成碎泥狀，即成內餡，備用。

5 用小刷子將玉米粉刷在苦瓜裡層的內囊（預防內餡掉落），再填入適量的內餡（建議填餡飽滿突出較為好看），依序全部完成。

6 取炒鍋，放入橄欖油 10 毫升加熱，轉中火，將苦瓜封兩面煎固定，放入已調好的醬料煮到入味，即可盛出食用。

營養師叮嚀

山苦瓜比其他瓜類有更多營養素，可號稱瓜中 C 王，內含多種胺基酸及礦物質，人體生理調節有抑制腫瘤細胞功效，穩定血糖的輕度能力。別小看苦瓜吃起來軟軟的，膳食纖維非常高，可促進腸胃蠕動。

111

主廚叮嚀

- 黑芝麻的鈣質豐富，白芝麻味道香醇，可依喜好調整比例；若無調理機，則可將芝麻放在袋中，以擀麵棍來回滾動碾碎；或使用市售芝麻粉代替。

- 麵糰含水分較多，冷藏1天，讓麵糰有充分的時間作用及發酵，節省揉麵糰的時間。也可以減少水量，揉勻後以常溫發酵。因麵糰較濕軟，檯面上及擀麵棍上可以撒些麵粉避免沾黏。

- 將包好餡的麵糰稍微拉長，開口朝中間向上捲起，才不容易露餡。若無電子鍋，也可直接將烘焙紙鋪在電鍋外鍋上，將麵糰放入，不加水，按下煮飯開關，將餅烙熟。

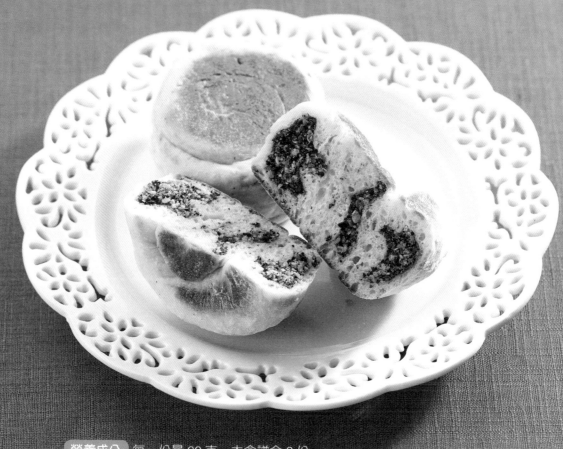

營養成分　每一份量 60 克，本食譜含 3 份

熱量 （大卡）	蛋白質 （克）	脂肪 （克）	飽和脂肪 （克）	碳水化合物 （克）	糖 （克）	鈉 （毫克）
243	6.9	13.3	2.02	27.3	5.0	246

★製作時間 _ 30 分鐘（不含發酵時間）　★材料 _ 3 人份

❺
堅果
芝麻烙餅

🥜 材料

餅皮		
中筋麵粉	75 克	
酵母粉	1 茶匙	
糖	12 克	
鹽	1 克	
冷水	48 毫升	
植物油	5 毫升	

糖粉 ······3 克
鹽 ······1 克

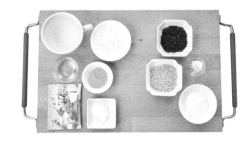

餅餡	
熟黑芝麻	30 克
熟白芝麻	30 克

🥜 作法

1. 將餅皮的全部材料放入大盆中，用手揉勻後加蓋，移入冰箱冷藏靜置 1 天。（若需提早製作或製作前仍未發酵完成，則將麵糰取出，放在鍋中發酵至 2 倍大）。

2. 黑芝麻及白芝麻放入食物調理機打勻後，加入糖粉、鹽拌勻，備用。

3. 將麵糰取出分成 3 塊，分別用擀麵棍擀成長方形，均勻撒上芝麻粉，拉起一邊對折後將開口捏緊，捲成螺旋狀，稍微壓平（餅的厚度約 2 ～ 3 公分）。

4. 放入電子鍋的內鍋中，蓋上鍋蓋，靜置約 20 分鐘，讓餅皮二次發酵。

5. 按下煮飯鍵，等待電子鍋開關鍵跳起後，再續燜一下，再打開，翻面，並再次按下煮飯鍵，可用筷子戳戳看，不會沾黏筷子表示餅熟，若仍會沾黏筷子，則繼續翻面烘到熟，即可取出，可搭配乳品或豆漿一起食用，增加蛋白質又好入口喔！

👩 **營養師叮嚀**

芝麻是優質的油脂來源，主要是單元以及多元不飽和脂肪酸，且含有人體無法自行合成的亞麻油酸；並含有豐富的 B 群、維生素 E、鋅、鈣、鐵、膽鹼、蛋黃素以及芝麻素等，有益於抗氧化、保護心臟病及提供神經、腦髓所需的營養，但記得要打碎或碾碎再吃，才能充分吸收到芝麻裡面的養分。

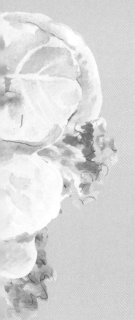

PART3
增肌本

抗老，從累積「肌本」開始

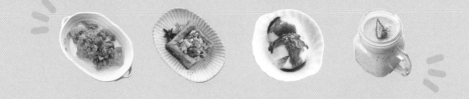

抗老，自古以來都是歷代皇帝所關心的議題。而老化這個議題，隨著科學家的努力，人們慢慢對於老化有更多的了解。原先在每個人眼中理所當然的現象，例如：老了就是會變成瘦巴巴的，走路變慢到後來不能走，咬不動食物……，在醫學上都慢慢找到解釋的自然機轉。

想到肌肉，大家會想到的都是在電視上出現的健美先生，或者是在電影裡海灘上滿身肌肉線條的猛男。但其實每個人身上都擁有六塊肌，只是有沒有被脂肪包覆著而已。當身體擁有足夠的肌肉量，要維持身體直立行走或活動，就不容易造成困難，也不容易有痠痛產生。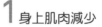

但是身體的肌肉存量會隨著年紀增加而減少，大家可能只會覺得怎麼越來越容易痠痛，怎麼走路好像沒辦法像以前走那麼遠等等，沒有太嚴重的不舒服產生。到最後，頂多說自己「就是老了」沒辦法，也沒有特別做什麼去扭轉這樣的事情發生。在科學上，這樣的情況稱為「衰弱」，而「肌少症」是其中一種表現的方式。

肌少症

以下 3 項有其中一項，就符合「肌少症」，如果 3 項都有，就是嚴重的肌少症。

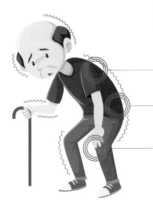

1 身上肌肉減少

2 力量減弱

3 走路能力變差

肌少症自我檢測

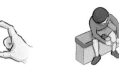

1 用雙手的食指和拇指圈成一個圓

2 放在小腿最粗的地方

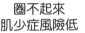

圈不起來
肌少症風險低

圈起來還有縫隙
肌少症風險高

　　要如何解決肌少症的問題，主要需要仰賴充足的營養以及正確的運動訓練。形成身體肌肉最重要的營養素，就是蛋白質。充足的蛋白質攝取量，是要吃什麼、吃多少呢？我每天多吃一顆蛋應該就可以輕易補足了？

　　目前對於長者的蛋白質攝取建議，建議攝取量在於每天每公斤體重需要 1 克到 1.2 克的蛋白質，腎功能較差的人除外。臨床腎衰竭分期為第四期的的病人，會建議蛋白質攝取量在每天每公斤體重只需要 0.8 克即可。以 70 歲、體重 75 公斤的男士為例，每天需要至少攝取 75 克的蛋白質，換算成水煮蛋是 11 顆水煮蛋；舉 50 公斤的健康奶奶當作例子，每天需要至少攝取 50 克的蛋白質，換算成超市容易取得的一盒 300 克的雞蛋豆腐，每天需要吃 2.5 盒才足夠。要大家整天吃這麼多一樣的食物，就算是蛋跟豆腐的熱愛者，想必定是難以下嚥。從今天開始，可以試著計算自己每天需要的蛋白質攝取量，運用各種不同食材搭配，也可善用我們的食譜，選擇你喜歡的料理，甚至衍生自己的創意入菜。相信聰明的你，一定可以透過新的嘗試，激盪出更多有趣的料理，同時強化身體的「肌本」。

　　有了「肌本」，也別忘了每週安排適量的運動，鍛練自己的肌力，遠離肌少症，擺脫衰弱症。

① 優質蛋白質 長肌力

　　此單元的重點，是在於怎麼攝取足夠的優質蛋白質，認識胺基酸互補作用，利用各種豆類搭配全穀類，達到每餐兩份為目標。

　　植物性蛋白質在營養學中概分為兩大類：完全蛋白質與不完全蛋白質。完全蛋白質，是含有九種人體必需胺基酸的蛋白質，例如：大豆蛋白。而大多數的植物性蛋白是不完全蛋白質，人體吸收效率較低，例如：五穀雜糧。因此，在食譜的安排上，採均衡搭配兩種蛋白質，以達到補充蛋白質的攝取，幫助長者培養體力與肌肉。

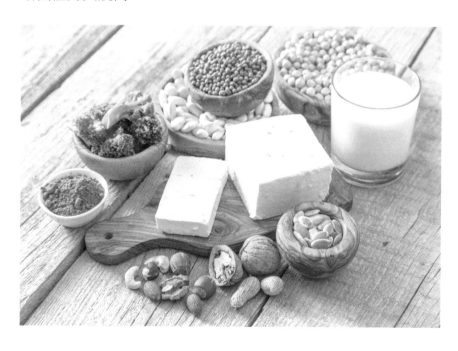

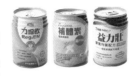

素食者依照體重與活動量，每日選擇 4 ～ 6 份優質豆蛋奶類，即可滿足必需胺基酸總量，其他種類食物所含部分不完全蛋白質，以及其他營養素，提供互補協同作用。

總而言之，預防肌少症，不是吃到一樣食物或者只強調蛋白質總量就好，而是在足夠熱量與均衡營養的前提下，補充足夠的蛋白質，搭配適宜的活動量，才可以維持身體肌肉量。

阻力訓練對抗肌少症

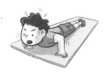

| 利用彈力帶及阻力繩 | 阻力訓練讓肌肉質量變多變強 | 負重或徒手肌力訓練 | 水中阻力運動 |

種類類別	優質蛋白質（完全蛋白質）	非優質蛋白質（不完全蛋白質）
奶類	各式奶類及其製品： 奶粉、鮮奶、起司、奶酪及優格等。	
豆蛋類	新鮮蛋類： 雞蛋、鴨蛋等。 豆類及其製品： 毛豆、黃豆、黑豆、豆漿、豆花、豆腐、豆皮、豆包、豆干、干絲、豆腸及天貝等。 大豆蛋白萃取物： 素肉絲、素肉末、素肉片等。	麵蛋白製品： 麵筋、麵腸、麵泡、素肚、燻肚及燻（素）鴨等。

主廚叮嚀 蘆筍洗淨,使用刀子去除底部硬處,可底部劃十字,再用手撥開,或是用刀直接切斷硬處。若蘆筍較細小即鮮嫩,可免去此步驟。

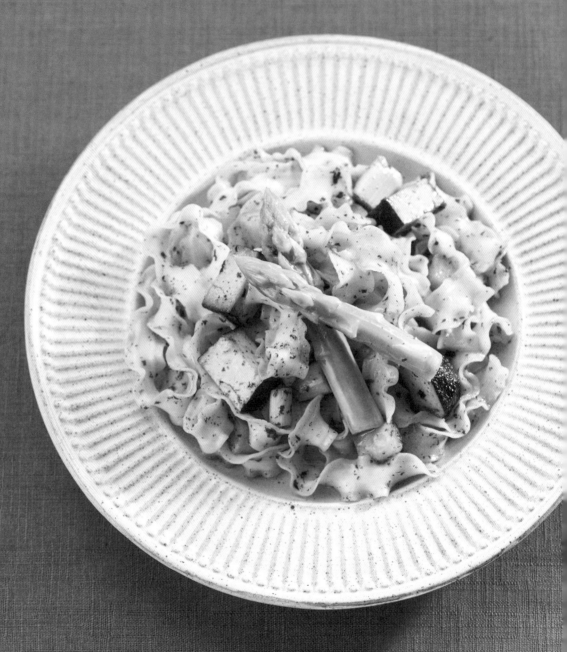

①
主食

香椿蘆筍豆干炒麵

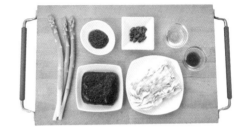

PART 3

增肌本 1 優質蛋白質──長肌力　香椿蘆筍豆干炒麵

材料

綠蘆筍	20 克
大片黑豆干	40 克
枸杞	4 克
刀削麵條	120 克
葵花油	2 茶匙

調味料

香椿醬	16 克
醬油	適量

作法

1 綠蘆筍去硬皮，洗淨，切段，放入滾水中煮 2 分鐘，撈起，裝入容器中； 黑豆干洗淨，切丁；枸杞洗淨，泡熱水 3 分鐘，取出，備用。

2 準備一鍋沸水，放入刀削麵條，以中大火煮熟，撈起，放入容器，備用。

3 取一個炒鍋，倒入葵花油加熱，放入黑豆干拌炒約，加入綠蘆筍續炒至熟，放入香椿醬、醬油調味。

4 加入刀削麵拌炒均勻，撒上枸杞，即可食用。

營養師叮嚀

● 蘆筍屬於高蛋白質蔬菜類，盛產於春季，富含葉酸、天門冬胺酸及鉀，可降低疲憊感及增強體力。選購時，以筍尖完整未綻開的蘆筍為佳。

● 黑豆干富含蛋白質及鈣質，可維持神經肌肉正常收縮，避免骨質疏鬆。

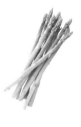

營養成分 每一份量 155 克，本食譜含 2 份

熱量（大卡）	蛋白質（克）	脂肪（克）	飽和脂肪（克）	碳水化合物（克）	糖（克）	鈉（毫克）
284	10.0	12.7	2.27	36.1	0.5	287

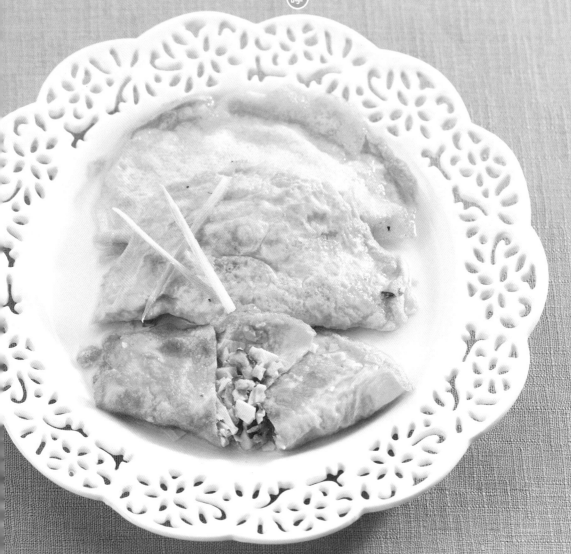

主廚叮嚀 秀珍菇具有嚼勁，可利用電鍋蒸軟將其軟化。首先，先將秀珍菇切成小丁，再和香菇等配料拌炒，製成內餡。

營養成分 每一份量 105 克，本食譜含 2 份

熱量 （大卡）	蛋白質 （克）	脂肪 （克）	飽和脂肪 （克）	碳水化合物 （克）	糖 （克）	鈉 （毫克）
161	9.5	12.0	3.90	3.6	1.2	320

③
蛋主菜

豆漿香菇金元寶蛋餃

材料

雞蛋…………2 顆（約 100 克）
無糖豆漿……………50 毫升
乾香菇…………1 朵（約 2 克）
秀珍菇……………………10 克
豆包…………………………15 克
高麗菜………………………15 克
香菜末………………………少許
葵花油……………………3 茶匙

白胡椒………………………適量
海苔粉適量（依個人喜好添加）

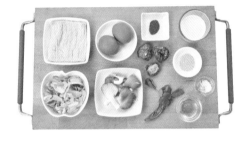

調味料

鹽………………………………適量

作法

1 雞蛋打散，放入容器中，加入無糖豆漿、鹽約 1/8 茶匙；乾香菇泡水軟化後，切丁；秀珍菇切小丁；豆包切小丁；高麗菜洗淨，切末，備用。

2 取炒鍋，倒入葵花油 1 茶匙加熱，放入香菇爆香，加入秀珍菇、豆包丁炒香，再加入高麗菜末拌炒，放入鹽、白胡椒調味，即成內餡。

3 取炒鍋，倒入葵花油抹勻鍋底（每次倒入蛋液前加入 1/3 茶匙），倒入適量的蛋液，煎成圓形蛋皮（蛋皮底面熟時，即可起鍋，不用等到兩面都煎熟），依序全部完成（約可煎六張蛋皮）。

4 將內餡平均分配放入六張蛋皮中間，再對半折成水餃狀，可放入電鍋裡（外鍋加 1 杯水）蒸一次口感更軟，可趁熱食用，或可撒上海苔粉（或歐芹葉末），增添食用的香氣。

營養師叮嚀

雞蛋富含人體所需的八種胺基酸，屬於完全蛋白質，是補充蛋白質的優質來源，在蛋液中添加豆漿，強化蛋白質及大豆卵磷脂攝取量，並可為蛋皮增加黃豆的香氣及口感。菇類除了可以提味，讓料理充滿香氣，也是蛋白質高且有口感的蔬菜類。

主廚叮嚀 栗子在市面上有分三種販售：
① 有完整顆粒（含外殼）② 無硬殼有外膜 ③ 無外殼及外膜

● 因栗子的外殼較硬，前處理方式是先用刀劃出十字，以免因加熱壓力而爆開。

● 如果是買到無硬殼有外膜的栗子，可放入滾水中煮約 5 分鐘，即可輕鬆剝去外膜。

● 如果要讓栗子口感更軟，可先用水煮後，再放入電鍋蒸熟軟。

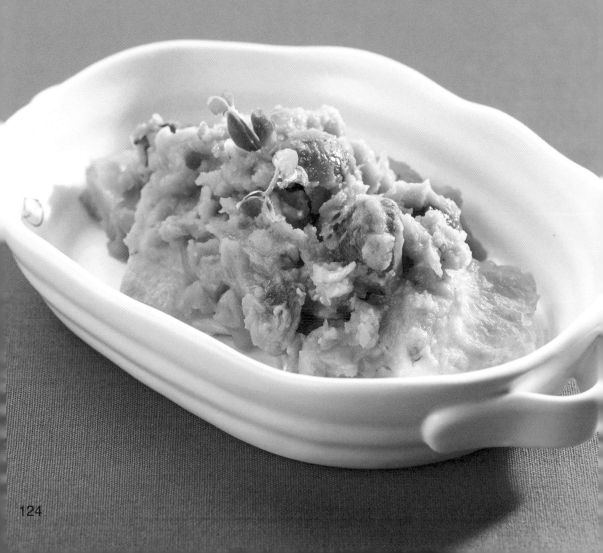

南瓜醬栗子豆腐

豆主菜

🥜 材料

板豆腐（或傳統豆腐）⋯⋯200 克
帶殼栗子 ⋯⋯⋯⋯⋯⋯⋯4 顆
南瓜 ⋯⋯⋯⋯⋯⋯⋯⋯130 克
豌豆苗（裝飾用）⋯⋯⋯⋯5 克
葵花油 ⋯⋯⋯⋯⋯⋯⋯ 1 大匙
水 ⋯⋯⋯⋯⋯⋯⋯⋯⋯30 毫升

鹽 ⋯⋯⋯⋯⋯⋯⋯⋯⋯⋯適量
香油 ⋯⋯⋯⋯⋯⋯⋯⋯ 1/2 大匙

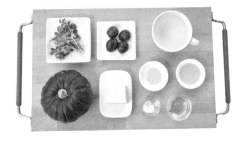

🍶 調味料

白胡椒 ⋯⋯⋯⋯⋯⋯⋯⋯適量

🥄 作法

板豆腐切厚片；帶殼栗子洗淨，用剪刀在栗子上部劃十字，放入滾水中煮 20 分鐘，取出，放涼，剝去栗子外殼，每顆切對半，備用。

南瓜洗淨，帶皮切薄片，放入電鍋中蒸熟，再放入食物調理機攪打成汁狀（可留幾片最後裝飾用）。

取炒鍋，加入葵花油加熱，加入板豆腐片煎至底面微金黃色，撒上白胡椒。

倒入南瓜汁、水、栗子，以中火煮至南瓜汁收乾，加入鹽拌勻，淋上香油，即可起鍋盛盤，可搭配豌豆苗、南瓜片做裝飾，即可食用。

👩‍🍳 營養師叮嚀

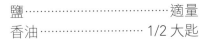

• 豆製品是素食者補充蛋白質的重要來源，板豆腐又稱傳統豆腐，相比嫩豆腐，口感較扎實，蛋白質含量更高。加工過程中會添加鈣，故也是補充鈣的植物性好來源。

• 栗子又稱秋果之王，屬於高纖維之全穀雜糧類，每 100 公克栗子含有 10.4 克膳食纖維。

營養成分 每一份量 155 克，本食譜含 2 份

熱量 （大卡）	蛋白質 （克）	脂肪 （克）	飽和脂肪 （克）	碳水化合物 （克）	糖 （克）	鈉 （毫克）	鉀 （毫克）
300	11.6	16.2	2.80	29.5	8.7	303	636

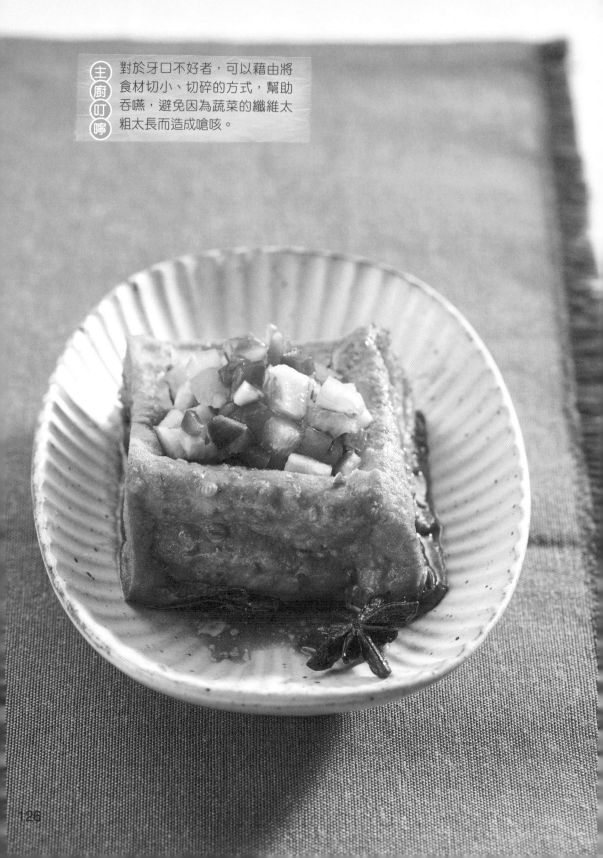

主廚叮嚀

④
配菜

彩椒杏鮑菇豆腐盅

材料

四角油豆腐	230 克
杏鮑菇	30 克
黃甜椒	6 克
紅甜椒	6 克
小黃瓜	10 克
葵花油	2 茶匙

調味料

黑胡椒	適量
鹽	少許
醬油	1 大匙
八角	1 顆

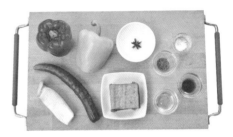

作法

1 杏鮑菇、黃甜椒、紅甜椒、小黃瓜分別洗淨，切末，備用。

2 取炒鍋，倒入葵花油加熱，放入杏鮑茹末、黃甜椒末、紅甜椒末、小黃瓜末拌炒，加入黑胡椒、鹽調味，盛出，備用。

3 醬油、八角及水 50 毫升放入湯鍋，以中火煮沸，轉小火煮約 5 分鐘，即成滷汁，備用。

4 取剪刀將油豆腐上面剪開，用湯匙挖出豆腐內部呈現內空狀，再將挖出的豆腐壓成末，加入**作法 2** 拌勻（即成內餡），塞入油豆腐中間的空洞，依序全部完成。

5 將油豆腐放入容器中，淋上滷汁，擺入蒸鍋以中大火蒸熟，取出，即可食用。

營養師叮嚀

杏鮑菇屬於高蛋白質的蔬菜類，含有豐富膳食纖維，建議選擇肉質肥厚、天然乳白色的杏鮑菇，保存上，避免碰到水、潮濕，因為較容易腐敗。若杏鮑菇轉為黃色、有黏液、異味，就不新鮮了。

營養成分 每一份量 140 克，本食譜含 2 份

熱量（大卡）	蛋白質（克）	脂肪（克）	飽和脂肪（克）	碳水化合物（克）	糖（克）	鈉（毫克）	鉀（毫克）
228	15.1	3.6	3.10	19.4	1.0	452	286

● 製作肉圓粉皮時，煮粉皮或將熱水加入在來米粉，同時要一直攪拌，避免燒焦或受熱不均勻，粉的吸水程度會因米的新舊而異，讓粉漿像耳垂一樣柔軟而無流動感，更容易進行包餡塑型。

● 近年上市推出之植物肉價格高，可利用富含優質蛋白之豆類食材，例如大豆、豌豆、蠶豆，搭配糙米、全穀根莖類、甜菜根、菇類等植物素材，DIY調製，開發其他的包餡食譜應用。

● 一般料理「乾燥猴頭菇」需要泡水反覆擠壓、重複好幾次，直到水色從黃色變得清澈，再經過汆燙、擠乾的繁複過程，才能去除酸味與苦味。「新鮮猴頭菇」的料理步驟則較省事，只需要2個步驟：
① 稍微清洗、擠乾水分、② 滾水汆燙20秒、擠乾。

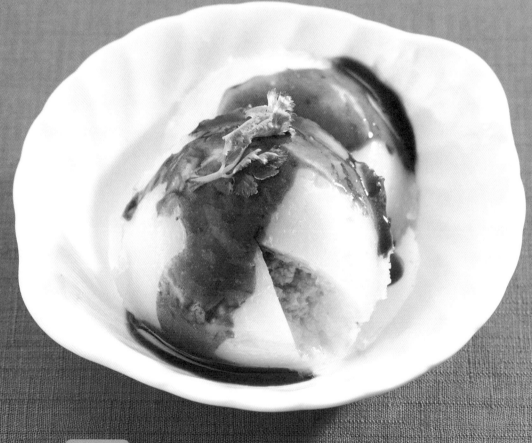

營養成分 每一份量185克，本食譜含4份

熱量 （大卡）	蛋白質 （克）	脂肪 （克）	飽和脂肪 （克）	碳水化合物 （克）	糖 （克）	鈉 （毫克）
202	8.7	3.6	0.52	36.7	0.5	320

8
點心

菇菇素圓

🥄 材料

外皮	在來米粉	約 140 克
	冷水	40 毫升
	熱水	370 毫升
餡料	糙米飯	120 克
	新鮮猴頭菇	50 克
	毛豆仁	60 克
	油豆腐	110 克
	白胡椒粉	1 茶匙
	鹽	適量

🧂 調味料

醬油	3 大匙
糖	1 茶匙
太白粉	適量

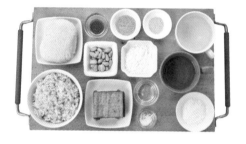

🥄 作法

外皮

1 將在來米粉放入容器中，逐次加入冷水攪拌均勻，再將熱水倒入攪拌，以小火加熱至沸騰，煮至黏稠呈糊化粉漿（糰），即為粉皮，備用。

餡料

1 猴頭菇，切絲，放入已加入 1 大匙油的熱油鍋中爆香，續入毛豆仁拌炒，放入白胡椒粉、鹽調味，備用。

2 將炒過的猴頭菇絲、其他餡料的食材，一起放入食物調理機攪打成泥狀，即成餡料。

醬料

1 將醬油、糖放入小湯鍋拌勻，以中小火煮沸，倒入調勻的太白粉水勾芡，備用。

組合

1 取一大湯匙 (淺碟子)，表面抹上少許的油（避免沾黏），取適量的粉皮倒入大湯匙上鋪平（也可以用手抹少許油，盡量將粉皮壓平）。

2 將適量的餡料鋪在粉皮上，再收口完成（比例大約是 50 克外皮加上 30 克餡料，口感較佳，亦可自行調整大小與皮餡比例），依序全部完成。

3 將包好的素圓放置在蒸布（或防沾紙上），移入電鍋中蒸至熟（外鍋加入水 1 ～ 2 杯），取出（脫模）呈盤，可搭配香菜做裝飾，淋上適量的醬料，即可食用。

👩 營養師叮嚀

中南部的地方小吃肉圓，也可以用簡單的食材做出。使用糙米飯是高纖低 GI 的料理，搭配產地在中部南投地區的鮮採菇類，有助於提升餡料的香氣，加上毛豆及油豆腐製成綿密自製植物肉，口感特殊方便料理操作，足夠的蛋白質攝取也有助於預防肌肉退化。

挑選玉米時，可從外觀上挑選外葉呈現鮮綠色表示較新鮮，枯黃則表示可能放太久，另外玉米鬚呈現黃白色，若帶有光澤則為成熟新鮮的玉米，如為綠黃色代表可能還不夠成熟。存放玉米要注意避免潮濕悶熱的環境，以免黃麴毒素增長，可將玉米剝去外葉後放入密封袋中冰箱可冷藏約 5 天，冷凍則可保存半年。

馬鈴薯玉米濃湯

材料

馬鈴薯	100 克
蘑菇	10 克
新鮮玉米	半根
玉米醬	80 克
無糖豆漿	380 毫升
油	1 茶匙

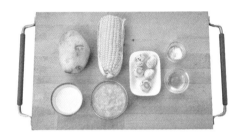

調味料

鹽	適量

作法

1. 馬鈴薯洗淨，去皮後，切成 1 公分立方小丁；玉米段洗淨，削下玉米粒；移入電鍋，外鍋水 1 杯，蒸熟。

2. 蘑菇沖洗淨後，切 0.3 公分薄片，以一匙油，小火炒香，備用。

3. 取 **作法** 1、**作法** 2 與、玉米醬及無糖豆漿，用調理機打至均勻綿密。

4. 倒入湯鍋中，以小火慢慢攪拌煮至沸騰，加入適量的鹽調味，即可食用。

營養師叮嚀

從小在都市裡長大的朋友，回憶起小時候媽媽煮的玉米濃湯。湯裡的玉米富含葉黃素及玉米黃素等植化素，有助於黃斑部退化的預防，另外加入馬鈴薯，含有豐富的維生素 C 及礦物質鉀，在歐洲有大地的蘋果的稱號，還有維生素 B1、鋅、鎂等礦物質，且以豆漿代替熱水，含優質的蛋白質，有助於降低肌肉量缺乏的風險。

營養成分 每一份量 350 克，本食譜含 2 份

熱量 （大卡）	蛋白質 （克）	脂肪 （克）	飽和脂肪 （克）	碳水化合物 （克）	糖 （克）	鈉 （毫克）
262	11.9	7.6	1.42	36.0	4.2	302

主廚叮嚀 可利用市售方便儲存的熟成豆漿粉（淨斯豆漿粉25克加300毫升溫水）調製豆漿，搭配草莓特有香味，製作可口高蛋白飲料吸引長者飲用。當季盛產的水果吃不完，適合冷凍冰存或製成果醬，裝成小包裝使用更方便。

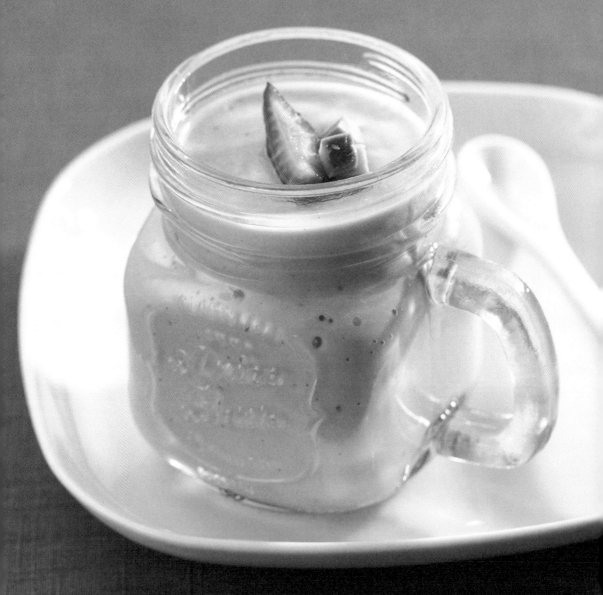

7 水果

草莓高蛋白果昔

材料

中型草莓 ……………………………………… 9 粒（約 150 克）
蘋果 …………………………………………… 1 顆 （約 120 克）
酪梨 …………………………………………… 半個 （約 100 克）
無糖豆漿 …………………………………………… 380 毫升
砂糖 ………………………………………………… 15 克

作法

1 草莓洗淨去除蒂頭；蘋果、酪梨分別洗淨，去皮，去籽，切塊，備用。

2 草莓、蘋果、酪梨、無糖豆漿放入果汁機中攪打均勻，倒入容器中。

3 草莓及蘋果的甜味清爽，可依個人喜好的甜度，適度加入砂糖拌勻，即可食用。

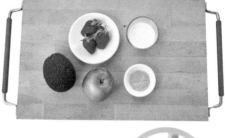

營養師叮嚀

- 每 100 公克的草莓含有 83 微克的「葉酸」，而含鉀量偏高（199 毫克／ 100 公克）慢性腎臟病人避免過量攝取。

- 草莓是農藥殘餘量多的水果，建議用大量淨水清洗 3 到 5 次，最後再將蒂頭摘下，碰過水的草莓很容易爛掉，記得趁鮮保存！

營養成分 每一份量 300 克，本食譜含 2 份

熱量（大卡）	蛋白質（克）	脂肪（克）	飽和脂肪（克）	碳水化合物（克）	糖（克）	鈉（毫克）	膳食纖維（克）
233	6.8	4.7	1.20	33.0	19.0	66	4.2

● 一般在乾貨店購買的樹豆為乾豆,比起原住民現採的新鮮樹豆來的乾硬,烹煮時間上也較長,如果想加速電鍋蒸煮時間,可先在煎鍋上將樹豆炒熱。

● 腰果盡量選擇完整包裝且密封,避免接觸到空氣氧化。若包裝透明,在外觀上顏色選擇圓潤飽滿、皺褶少的,如果發現顏色太深可能是經過高溫油炸過或是放置過久,如是顏色太白,則可能經過漂白處理。

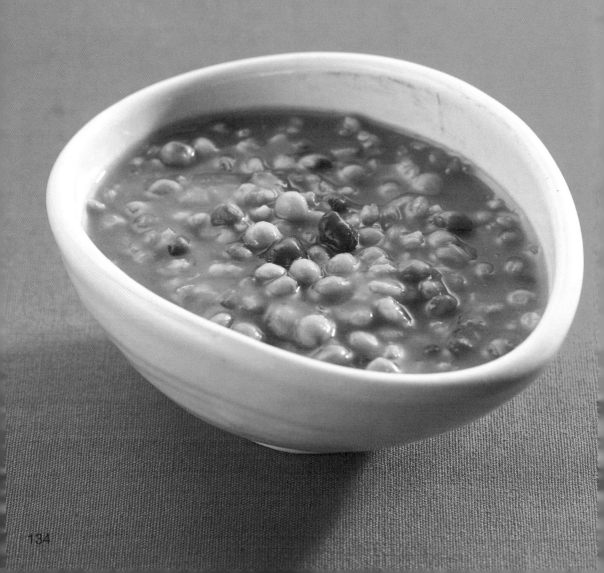

⑤
堅果

樹豆腰果八寶粥

材料

圓糯米……………………100 克
黑米…………………………50 克
紅豆…………………………50 克
綠豆…………………………50 克
樹豆…………………………20 克
米豆…………………………20 克
乾蓮子………………………50 克
紅棗…………………………10 粒
桂圓果肉……………………50 克
腰果…………………………10 顆
水………………………2000 毫升

調味料

糖……………………………200 克

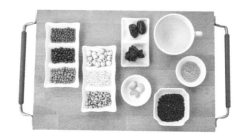

作法

1 圓糯米洗淨；黑米、紅豆、綠豆、樹豆、米豆、乾蓮子分別洗淨，
　浸泡清水一個晚上（約 8 小時），再瀝乾水分；紅棗洗淨，備用。

2 將浸泡好的圓糯米、其他的材料、水放入電鍋內鍋中。

3 移入電鍋（外鍋加入水 2 杯）燉煮軟爛，加入糖拌勻調味，即可
　食用。

營養師叮嚀

種植於台東地區的樹豆，是原住民的傳統作物，富含了
蛋白質，加上各種豆類搭配堅果種子類的腰果，含豐富
的維生素 B 群及膳食纖維。冷天裡喝上一碗熱騰騰的溫
暖甜粥，既可口又營養。

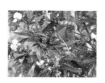

營養成分 每一份量 400 克，本食譜含 5 份

熱量 （大卡）	蛋白質 （克）	脂肪 （克）	飽和脂肪 （克）	碳水化合物 （克）	糖 （克）	鈉 （毫克）
338	9.7	2.2	0.80	70.0	33.0	66

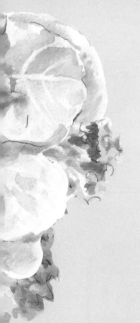

PART4
強骨本

防範骨質疏鬆性骨折，
從營養開始強化自己的「骨本」開始

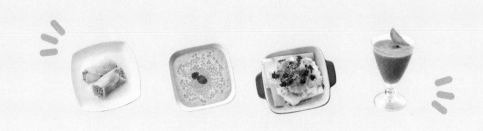

骨質疏鬆，是銀髮族需要特別注意的一個問題。其實我們的骨頭，不管是男性還是女性，在超過 30 歲之後，就一直在退步。而女性骨骼的健康跟女性荷爾蒙息息相關，當女性在停經過後，骨質流失速度更快。但骨質疏鬆也不是女性的專利，男性也在年紀逐漸增加的時候，也逐漸追上女性骨質退化的速度。

　　骨質疏鬆造成的骨質流失，就如同缺乏水土保持的山坡地一樣，平時如果沒有驟雨來襲時，其實仍然山青水秀；但是一旦暴雨來襲，就會發生嚴重的土石流。骨質流失的結果，讓銀髮族承受不起任何一次的跌倒，跌倒的結果往往造成嚴重的髖骨骨折。

　　台灣的統計資料顯示，每八位女性髖骨骨折病人，就有一位在一年之內離開家人；另外男性患者有更高的一年死亡率，每五位男性髖骨骨折病人，就有一人在一年之內遠離人世。就像山坡地平常即需著重水土保持一樣，你我也要從今天起注意自己有沒有骨質疏鬆的現象；已經發生過髖骨骨折或者脊椎骨骨折的人，就如同已經發生過土石流的山坡地，更應該要加強水土保持，以避免下一次的土石流來襲。其中特別需要注意的，大家習以為常的「老倒縮」，其實就是無聲無息的脊椎骨骨折。

　　面對骨質密度以及骨骼強度逐漸流失的過程，就如退休族逐漸減少的銀行存款一樣，我們習慣把它稱之為「骨本」。面臨骨本逐漸流失的過程，我們必須補充足夠的鈣以及維生素 D，才能維持骨骼健康。如果是骨質疏鬆的高風險族群，甚至要評估是否開始使用減少骨密度流失的藥物來預防骨質疏鬆導致骨折發生。

維生素 D 是近幾年逐漸被重視的維生素，又被稱之為「生命之鑰」。維生素 D 除了可以幫助人體的骨骼健康以外，也有助於肌肉健康，甚至神經系統的健全維生素。**在骨骼健康方面，維生素 D 主要透過加強腸胃道對於鈣質的吸收以及腎臟對於鈣質的再回收，以增加血中鈣質的濃度**；此外，也加強了骨質再生以及礦物化的過程，讓血中的鈣質能夠被正確的使用。

值得一提的是，維生素 D 有助於預防老年憂鬱症。常常被誤以為是失智症的老年憂鬱症，其實是身體的血清素不足造成的一種生理狀態，維生素 D 可以協助身體把一種必須從食物取得的必需胺基酸———色胺酸，轉化成身體所需要的血清素，讓老年之後遠離憂鬱。

維生素 D 到底要怎麼取得呢？維生素 D 的取得方式，大致上可以分成兩大項，一種是日曬透過皮膚生成，一種是從飲食中攝取。要透過日曬取得足夠的維生素 D 含量，對於大多數的人來說都十分困難，因為理論上是要在太陽直射的中午時段（上午 10 點至下午 3 點）在太陽底下曬 30 分鐘左右，時間長短還會因為季節變化而不同。

此外，皮膚生成維生素 D 的能力，會隨著年紀漸長而減少；銀髮族生成維生素 D 的能力，大致上只有年輕人的四分之一。因此，如果要透過日曬來取得足夠的維生素 D，大概醫院的急診室會多了很多因此中暑的人。

要如何從食物中去攝取呢？富含維生素 D 的食物其實並不多，主要多半是動物性的深海魚類及內臟為主。**素食者則可以考慮補充牛奶、蛋類、日曬過後的香菇、藻類等等。**

維生素 D 的食物來源

牛奶　　　　蛋類　　　日曬過後的　　藻類　　　黑木耳
　　　　　　　　　　　　香菇

因此除了從食物中攝取以外，可能需要考慮使用維生素 D 補充劑來進行補充。對於身體維生素 D 濃度正常的銀髮族來說，**維生素 D 的攝取量，一日大約是 1,200 ～ 1,500 國際單位為主。**

但是如果是缺乏維生素 D 的銀髮族，則需補充更多的維生素 D。因此，建議在使用維生素 D 補充劑之前，可以先看門診找醫師，抽血檢查自己血中濃度的維生素 D 含量，由醫師替你規畫量身訂製的維生素 D 補充方式。

除了足夠的維生素 D 攝取之外，充足的鈣質攝取，更是強健骨質不可缺乏的一部分。目前建議一日鈣質的攝取量是 1,000 ～ 1,500 毫克。國民健康署的調查顯示，有近九成的民眾每日鈣質攝取量是不足的，大部分的人只有攝取到一半左右。而這樣長期的鈣質缺乏，所造成的骨質流失也是可以預期的。

除了大家熟知的牛奶富含鈣質以外，海帶、深綠色蔬菜、豆類及堅果類，其實裡頭都有一些植物性的鈣質存在。而食用這些食物，也同時可以幫助鈣質被吸收。鈣質的吸收除了依賴

維生素 D 之外，也需要透過鎂離子以及維生素 C 的協助，這些都是植物類的食物所富含的。

除了補充鈣質之外，也要避免鈣質從身體流失，而避免流失的方法，則是盡量避免食用加工食品。加工食品內含的磷酸鹽，經常是被拿來保存食物的化學成分，磷酸鹽在身體中與血鈣結合之後，容易造成血鈣濃度下降。年輕人常常飲用的碳酸飲料，也是讓鈣質流失的一大殺手。

雖然適量喝咖啡，無論對於心血管健康或者腦部健康都有好處，但是大量飲用咖啡（每天超過 400 毫克咖啡因含量）的人，也容易讓血中的鈣質流失。缺乏運動，骨頭缺乏刺激的結果，會使得血中的鈣質無法被用來強化骨頭，讓這些好不容易攝取的鈣質，又從尿液被排出去。

除了食物中攝取之外，也可以考慮從鈣片去進行補充。坊間有許多種鈣片可選擇，原則上價格與鈣質的攝取量沒有太多相關性，鈣片並不會因為便宜而沒有效，或者昂貴就有效。主要的差異點在於鈣質的製程以及對於人體的吸收度的差異，例如最常見的碳酸鈣鈣片，雖然有含鈣量高而且吸收率高的優勢，但是可能會有腸胃不適的情況發生。

另外，常被使用的檸檬酸鈣，也有著吸收率高的優勢，但是相對來說含鈣量較低，需要攝取較多的量；其他的乳酸鈣、葡萄糖酸鈣等等，也都是在坊間可能會看到的選擇。因此，選擇不同的鈣片，也要注意每種鈣片所需要的攝取量。

① 補維生素 D 好骨力

要維持好骨力，預防骨質疏鬆，有三大妙招：

1 適度運動以
強化肌力

2 每日在晴朗無雲的
正中午不加防護地
外出接受日照 15
分鐘左右

3 飲食強化

　　長者如果不常出門或日曬不足，容易缺乏維生素 D。維生素 D 的作用主要在於協助鈣與磷的吸收及運用，幫助神經、肌肉與骨骼維持正常生理機能。維生素 D 為脂溶性維生素，會儲存在肝臟和脂肪，富含維生素 D 的天然食品不多，有些國家建議民眾攝取維生素 D 強化食物或補充劑。但要小心的是，服用過多維生素 D 補充劑，可能引起中毒。

每日鈣質建議攝取量

建議劑量可以滿足 97％國民健康所需，每日攝取超過上限可能有害。

女性			男性		
年齡	建議攝取量（mg 毫克）	攝取上限（mg 毫克）	年齡	建議攝取量（mg 毫克）	攝取上限（mg 毫克）
19 ～ 50 歲*	1000	2500	19 ～ 50 歲	1000	2500
> 50 歲	1200	2000	> 50 ～ 70 歲	1000	2000
			> 70 歲	1000	2000

＊含懷孕與哺乳中的女性

蔬菜豆腐含鈣排行榜

蔬菜（毫克/每100克）			豆腐種類（毫克/每100克）		
排名	種類	鈣質	排名	種類	鈣質
1	紫菜	342	1	凍豆腐	240
2	石蓮花	231	2	小三角油豆腐	216
3	山芹菜	222	3	傳統豆腐	140
4	紅莧菜	218	4	豆腐皮	62
5	菠菜葉	192	5	百頁豆腐	33
6	芥藍菜	181	6	嫩豆腐	13
7	黑豆芽	166	7	雞蛋豆腐	9
8	白莧菜	146			
9	青江菜	102			
10	海帶	87			

※ 資料來源：衛生福利部食品藥物管理署食品營養成分資料庫

　　此外，應避免攝取過量的高磷及高鈉食物或飲料，如可樂或香腸及加工丸子類等。

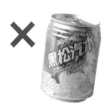

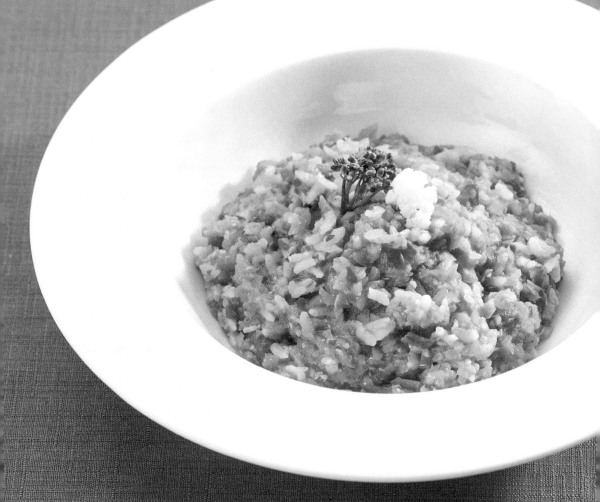

主廚叮嚀 青花筍可食用部位包含莖與花蕾部分，莖的纖維較粗，因此，要記得去除粗硬的外皮。除此之外，切小塊後先放冷凍再煮，可破壞食物的纖維組織，吃起來會更軟，不會因纖維太粗而咬不動。

| 營養成分 | 每一份量 280 克，本食譜含 2 份 |

熱量（大卡）	蛋白質（克）	脂肪（克）	飽和脂肪（克）	碳水化合物（克）	糖（克）	鈉（毫克）	鈣（毫克）	維生素 D（微克）
359	11.4	15.2	6.10	46.0	5.7	76	295	1.60

①
主食

雙花番茄燉飯

材料

白米	50 克
青花筍	85 克
白花椰菜	50 克
南瓜	85 克
小番茄	10 顆（約 125 克）
蘑菇	35 克
沙拉油	1 大匙

奶油麵糊材料

奶油	15 克
高鈣奶粉	30 克
麵粉	15 克

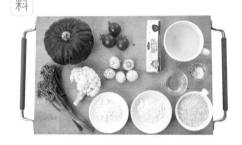

調味料

鹽	適量
水	200 毫升

作法

1 白米洗淨，加入水 40 毫升，移入電鍋中（外鍋加入水 1 杯）煮至熟，備用。

2 青花筍、白花椰菜的梗去皮，洗淨，切小塊；南瓜去皮，切小塊。

3 青花筍、白花椰菜、南瓜放入容器中，移入電鍋中（外鍋加入水 2/3 杯）煮至熟，取出，備用。

4 小番茄的蒂頭處輕輕劃一刀，放入滾水中汆燙，撈起，剝除外皮，再切對半；蘑菇切片，備用。

5 取一個平底鍋，轉小火，放入奶油待溶化後，加入高鈣奶粉、麵粉拌炒，盛起，即成奶油麵糊，備用。

6 平底鍋倒入沙拉油加熱，放入青花筍、白花椰菜、蘑菇片、鹽炒香，加入白飯、南瓜、小番茄拌炒。

7 倒入奶油麵糊、適量的水（約 200 毫升），以小火燉煮約 5 ～ 10 分鐘，即成燉飯，起鍋前可再加點鹽調味，即可盛出食用。

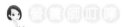

青花筍，長得有點像綠花椰菜，也是屬十字花科，是芥藍菜與綠花椰雜交後的品種，莖的部分又細又嫩很像蘆筍的口感，所以命名為青花筍。富含維生素 A、維生素 C 外，也富含吲哚類化合物；維生素 A 可以維持皮膚及黏膜的健康、促進骨骼成長；維生素 C 為水溶性維生素，有助於免疫功能的運作、促進膠原蛋白的合成；吲哚類化合物則具有抗癌的效果，因此青花筍可謂是高營養價值的蔬菜。

強骨本 1 補維生素 D ─── 好骨力 雙花番茄燉飯

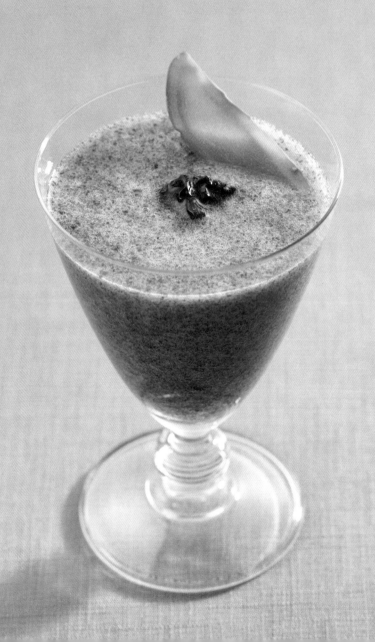

146

④
配菜

木耳露

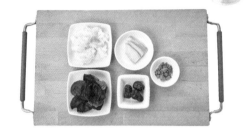

🍎 材料

新鮮黑木耳 ……………………30 克
新鮮白木耳 ……………………30 克
去籽乾燥紅棗……………………1 顆
薑片 ……………………………4 片

🍶 調味料

黑糖 ……………………………15 克

🥄 作法

1　黑木耳、白木耳分別洗淨，去除底部的蒂頭，再將黑木耳、白木耳、薑片 2 片放入果汁機中，加入水（水量為蓋過白木耳及黑木耳即可），啟動果汁機攪打 3 次，每次至少 30 秒。

2　將**作法 1** 倒入電鍋的內鍋中，再加入薑片 2 片及紅棗，移入電鍋中（外鍋加入水 1 杯）此時請記得，在鍋蓋和電鍋之間放 1 根小湯匙或筷子留點縫隙，避免汁液因過度沸騰而溢出內鍋。

3　煮好後，先不開鍋蓋，續燜 10 分鐘，接著外鍋再加入水 1 杯，按下開關鍵，續煮第二次，待開關再次跳起後，續燜 10 分鐘。

4　再打開鍋蓋，撈出薑片及紅棗，加入黑糖，外鍋再放入水 1 杯，按下開關鍵，續煮第三次至熟爛，取出，即成木耳露。

👩 營養師叮嚀

木耳富含水溶性纖維，除了可以刺激腸道蠕動，促進排便，預防便祕，還能幫助膽固醇的代謝，而且木耳富含多醣體、花青素、維生素 D；多醣體有助於增強人體免疫力，花青素則有抗癌、抗老化的功效。

營養成分　每一份量 300 克，本食譜含 1 份

熱量 （大卡）	蛋白質 （克）	脂肪 （克）	飽和脂肪 （克）	碳水化合物 （克）	糖 （克）	鈉 （毫克）
73	0.5	0.1	0.02	18.3	14.3	13

鉀 （毫克）	磷 （毫克）	鈣 （毫克）	鐵 （毫克）
129	16	82	0.23

PART 4

強骨本 1 補維生素 D ─── 好骨力　木耳露

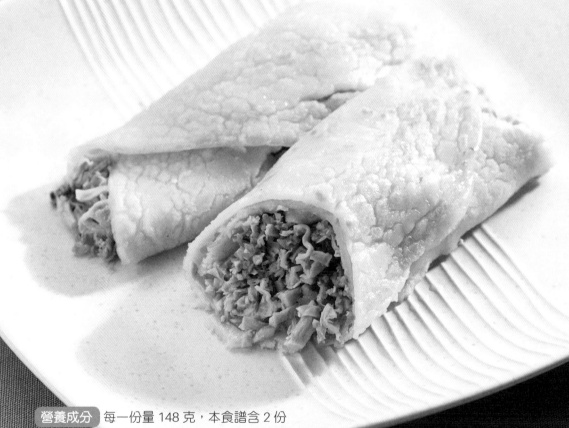

主廚叮嚀 將餡料加上勾芡汁攪和的好處是使食物質地更為滑順，好吞食。此外，食材軟化適口可以這樣做：

① 將乾香菇泡水泡軟，再將香菇去蒂頭。

② 切小塊：依照長者吞嚥能力切小塊，且務必切成大小一致。

③ 勾芡：將地瓜粉與 10cc 水混勻，使食物質地滑順好吞。

營養成分 每一份量 148 克，本食譜含 2 份

熱量 （大卡）	蛋白質 （克）	脂肪 （克）	飽和脂肪 （克）	碳水化合物 （克）	糖 （克）	鈉 （毫克）	鈣 （毫克）	維生素 D （微克）
281	10.8	20.1	3.20	21.3	2.3	215	56	0.70

豆主菜
高蛋白捲餅

材料

餅皮
低筋麵粉 ……………………… 20 克
無糖豆漿 ……………………… 40 毫升
配方奶 ………………………… 30 毫升
鹽 ……………………………… 1 克
橄欖油 ………………………… 15 克

餡料
乾香菇 ………………………… 10 克
胡蘿蔔 ………………………… 50 克
豆芽菜 ………………………… 60 克
豆皮 …………………………… 40 克
橄欖油 ………………………… 10 克
香菜 ……………………… 3 ～ 4 片

調味料

香油 …………………………… 適量
地瓜粉 ………………………… 10 克
鹽 ……………………………… 1 克

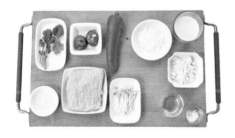

作法

餅皮
1. 低筋麵粉過篩，加入無糖豆漿、配方奶及鹽攪勻，即成粉漿，備用。

2. 取平底鍋，倒入少許的油加熱，倒入適量的粉漿，用鍋鏟（或轉動鍋面）讓粉漿鋪滿鋪平鍋面煎至熟，起鍋，備用。

餡料
3. 全部的材料分別洗淨；乾香菇浸泡熱水軟化，去蒂頭，切末；胡蘿蔔、豆芽菜切末；豆皮切細絲；地瓜粉加入水 10 毫升拌勻，即成勾芡汁，備用。

4. 取炒鍋加入香油加熱，放入全部的餡料食材拌炒至熟，加入鹽調味。

5. 將勾芡汁倒入鍋中，以小火拌炒至收汁，起鍋，備用。

組合
6. 取一張餅皮，中間放入適量的餡料，捲成潤餅捲狀，依序全部完成，即可食用。

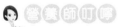 營養師叮嚀

● 一般的潤餅皮稍微韌一點，較難咬斷，改用豆漿製成的餅皮，質地更柔軟一點，長者隨時都能享用潤餅的樂趣。

● 維生素 D 又稱陽光維生素，主要來源是經由皮膚吸收紫外線後在體內形成，而經由陽光曝曬的乾香菇因本身營養素吸收紫外線而合成維生素 D，另外香菇含有多醣體，可補充免疫力，抗氧化。

● 配方奶及豆皮都是蛋白質含量高的食物，可使長者輕鬆增加蛋白質攝取，增加肌肉及肌力。

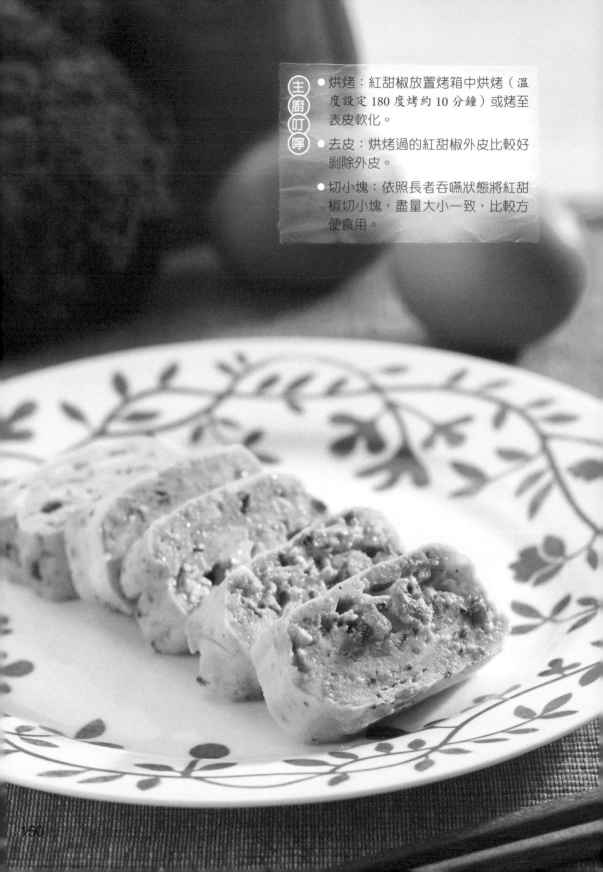

③
蛋主菜
彩蔬玉子燒

🎈 材料

紅甜椒·······························25 克
青花菜花蕾·····················15 克
雞蛋·······························2 顆
配方奶·····························30 毫升
橄欖油·····························10 毫升

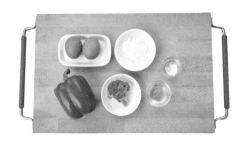

調味料

鹽·································少許

🥄 作法

1　全部食材分別洗淨；紅甜椒放置烤箱中，以 180 度烘烤 10 分鐘，烤至表皮變色後，取出，去皮，切末；青花菜花蕾，放入滾水中燙熟，取出。

2　雞蛋打散，加入配方奶、紅甜椒末、青花菜花蕾及適量的鹽，備用。

3　取平底鍋倒入橄欖油加熱，放入**作法 2**，用鍋鏟將兩側蛋液往內推進，再由上至下將蛋捲起，待表面上色熟成，即可起鍋。

4　將製作好的彩蔬玉子燒，切成可一口食用的片狀，即成。

營養師叮嚀

● 紅甜椒及青花菜除了膳食纖維的好處外，還含有豐富的 β - 胡蘿蔔素、維生素 A 及維生素 C 等抗氧化營養素。

● 配方奶可選擇鈣質及維生素 D 較高的製作，讓長者補充肌肉、骨骼及免疫力上營養。

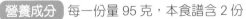

營養成分 每一份量 95 克，本食譜含 2 份

熱量 （大卡）	蛋白質 （克）	脂肪 （克）	飽和脂肪 （克）	碳水化合物 （克）	糖 （克）	鈉 （毫克）
151	8.5	11.4	2.66	4.6	0.5	263

鉀 （毫克）	磷 （毫克）	鈣 （毫克）	鐵 （毫克）	維生素 D （微克）
137	121	41	1.57	1.70

強骨本　1　補維生素 D──好骨力　彩蔬玉子燒

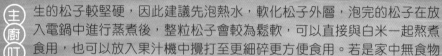

主廚叮嚀 生的松子較堅硬，因此建議先泡熱水，軟化松子外層，泡完的松子在放入電鍋中進行蒸煮後，整粒松子會較為鬆軟，可以直接與白米一起熬煮食用，也可以放入果汁機中攪打至更細碎更方便食用。若是家中無食物調理機者，也可以將其放入夾鏈袋中，以裝滿水的寶特瓶進行壓碎。

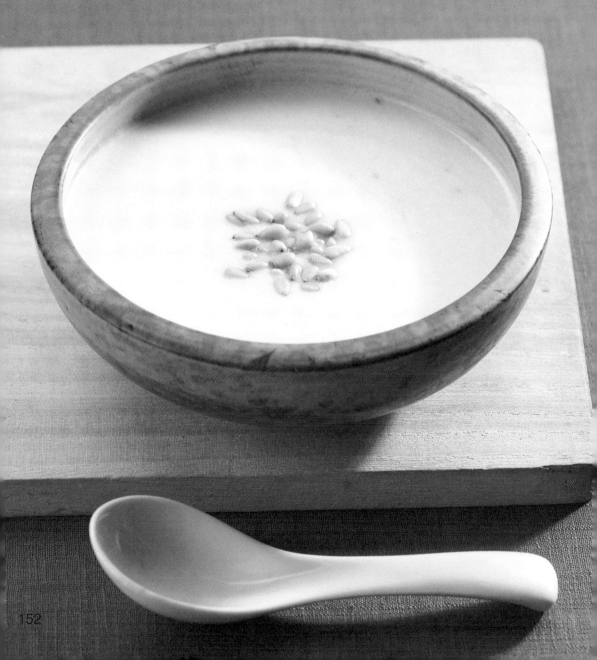

5
堅果

松子牛奶粥

材料

白米……………………………50 克
松子……………………………75 克
奶粉……………………………30 克
冷開水……………………………適量

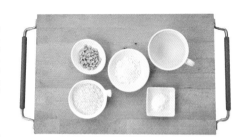

調味料

白糖……………………………1 大匙

作法

1 將白米洗淨，浸泡熱水 10 分鐘，以米：水 =1：3，放入鍋中，轉小火煮成稀飯，備用。

2 將松子洗淨，浸泡熱水 10 分鐘，放入容器中，移入電鍋中（外鍋加入水 1 杯），煮至開關跳起，備用。

3 將蒸熟的松子，加入奶粉、冷開水，放入食物調理機機攪打，即成松子牛奶。

4 將松子牛奶倒入稀飯中，並加入白糖，以小火煮（一邊攪拌）到濃稠，即成松子牛奶粥。

營養師叮嚀

● 松子的營養價值極高，富含不飽和脂肪酸，如亞麻油酸及次亞麻油酸等，有助於預防心血管疾病；此外，也富含維生素 E 及礦物質鎂、鉀、磷，維生素 E 具有抗氧化的功效，也有助於增強免疫力；礦物質鎂、鉀則與骨骼合成、肌肉神經傳導有關。

● 然而，松子屬於堅果種子類，熱量較高，建議適量食用，不要過量，以免增加身體負擔。

營養成分 每一份量 120 克，本食譜含 3 份

熱量 （大卡）	蛋白質 （克）	脂肪 （克）	飽和脂肪 （克）	碳水化合物 （克）	糖 （克）	鈉 （毫克）
285	8.9	17.9	1.76	25.2	9.0	42

鉀 （毫克）	磷 （毫克）	鈣 （毫克）	鐵 （毫克）	維生素 D （微克）
297	313	175	1.72	1.60

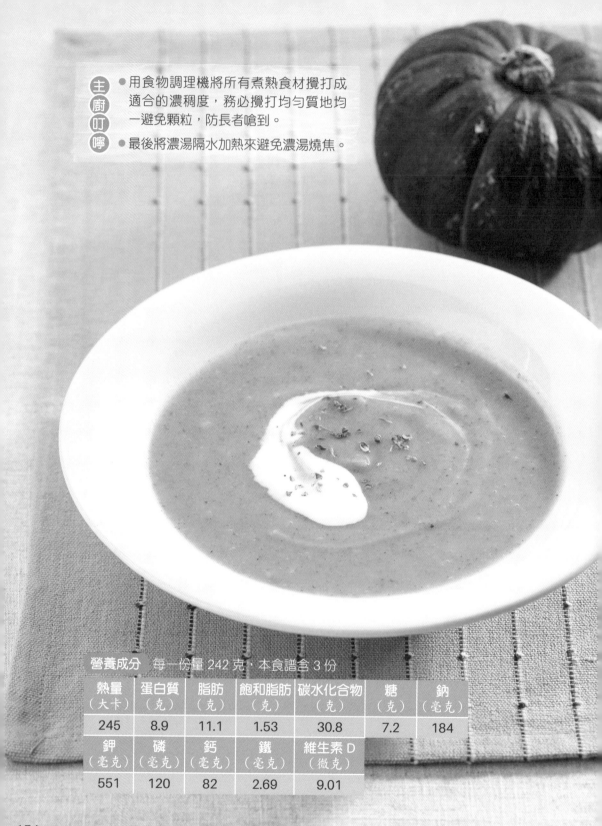

主廚叮嚀

● 用食物調理機將所有煮熟食材攪打成適合的濃稠度，務必攪打均勻質地均一避免顆粒，防長者嗆到。

● 最後將濃湯隔水加熱來避免濃湯燒焦。

營養成分 每一份量 242 克，本食譜含 3 份

熱量 （大卡）	蛋白質 （克）	脂肪 （克）	飽和脂肪 （克）	碳水化合物 （克）	糖 （克）	鈉 （毫克）
245	8.9	11.1	1.53	30.8	7.2	184

鉀 （毫克）	磷 （毫克）	鈣 （毫克）	鐵 （毫克）	維生素 D （微克）
551	120	82	2.69	9.01

奶／湯／飲品

香濃南瓜蘑菇湯

🍃 材料

南瓜 ························· 300 克
蘑菇 ··························· 60 克
配方奶 ······················ 250 克
青花菜花 ······················ 5 克
水 ························· 100 毫升
橄欖油 ······················ 10 毫升

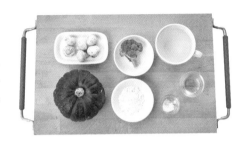

🍶 調味料

鹽 ··························· 1 克

🥄 作法

1. 將蘑菇在陽光下曝曬 30 分鐘；南瓜洗淨，削皮，切塊，放入容器中，移入電鍋中（外鍋加入水 1 杯），蒸好後，先燜著不開蓋，備用。

2. 蘑菇切片；青花菜去梗，留花蕾部分，放入滾水中燙熟，撈起，備用。

3. 取平底鍋加入橄欖油加熱，倒入蘑菇片炒至熟，盛入盤中，備用。

4. 蒸熟的南瓜塊從電鍋取出，用湯匙將南瓜塊壓成泥後，加入蘑菇、配方奶、水及鹽，移入食物調理機攪打成濃稠狀。

5. 將**作法 4** 倒入湯鍋中，轉中火，以隔水加熱至溫熱，即可盛入碗中，點綴煮熟的青花菜花，即可食用。

👩 營養師叮嚀

- 菇類經過日曬後所含的麥角固醇會轉變成人體所需的維生素 D2，故經太陽曬過的蘑菇含有豐富維生素 D，食用後可補充因老化使皮膚製造維生素 D 能力下降或不常日曬的長者。

- 經南瓜屬於全穀雜糧類，含有澱粉、蛋白質、胡蘿蔔素、維生素 C 等營養素，屬於抗氧化食物之一。

主廚叮嚀

南瓜籽粉末務必要與芋頭塊攪拌均勻，避免粉末直接吸入，容易造成嗆咳。

① 將南瓜籽去殼取南瓜籽仁。

② 使用烤箱 150 度烤 10 分鐘。

③ 使用食物調理機將南瓜籽仁打至粉末。

營養成分 每一份量 117 克，本食譜含 3 份

熱量 （大卡）	蛋白質 （克）	脂肪 （克）	飽和脂肪 （克）	碳水化合物 （克）	糖 （克）	鈉 （毫克）
268	6.6	8.3	1.19	43.3	14.6	70
鉀 （毫克）	磷 （毫克）	鈣 （毫克）	鐵 （毫克）	維生素 D （微克）		
262	133	57	2.39	2.11		

⑧ 點心

芋頭南瓜籽西米露

🎈 材料

芋頭	100 克
南瓜籽	20 克
西谷米	40 克
均衡配方奶	150 毫升

調味料

砂糖	40 克

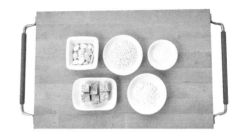

作法

1 芋頭去除外皮，洗淨，切小塊，放入容器中，移入電鍋中（外鍋加入水 1 杯）燉煮軟爛，備用。

2 南瓜籽放入烤箱（以 150 度烤 10 分鐘）烤香，再放入食物調理機攪打成粉末，備用。

3 西谷米放入滾水中，以中火煮至半透明，熄火燜 10 分鐘，再用細目濾網取出，放涼，備用。

4 取出蒸熟後的芋頭塊，加入砂糖及南瓜籽粉末，用湯匙壓成泥狀，並攪拌均勻。

5 配方奶放入容器中，分次加入芋頭泥（隔水加熱）攪拌至均勻（或可用食物調理機攪打），加入煮好的西米露，盛入碗中，即可食用。

營養師叮嚀

● 配方奶內除了提供熱量及三大營養素，還提供維生素礦物質，建議想補充維生素 D 的長者，可選擇市面上維生素 D 較高的產品。

● 芋頭屬於全穀雜糧類，含有澱粉、蛋白質、膳食纖維、維生素 B1、維生素 B2、磷、鐵、鈣等營養素。而每 100 公克南瓜籽鋅含量高達 9.4 毫克，且豐富的維生素 E、鎂、不飽和脂肪酸等，對保護心血管的好食物之一。

157

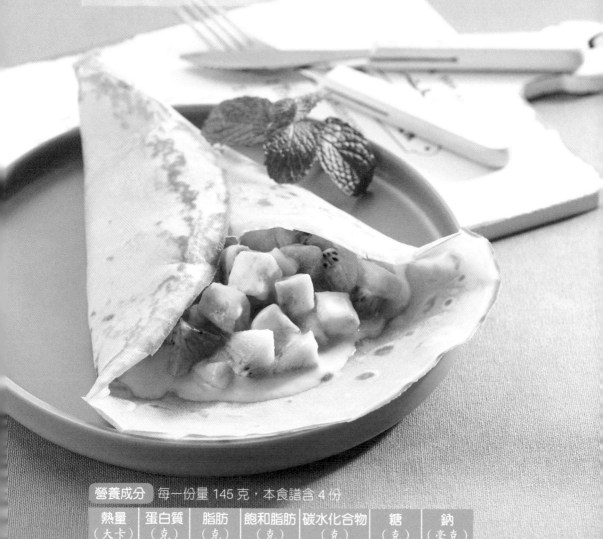

主廚叮嚀 檸檬屬於柑橘類，此類水果的纖維多，果皮香氣重，適合放入食材中增加香味。果肉則需要以壓汁的方式取出，或者先去除果皮後打成果汁，再利用過濾的方式去除殘留的纖維及檸檬籽。

營養成分 每一份量 145 克，本食譜含 4 份

熱量 （大卡）	蛋白質 （克）	脂肪 （克）	飽和脂肪 （克）	碳水化合物 （克）	糖 （克）	鈉 （毫克）
171	3.4	3.7	2.40	32.7	18.5	29

鉀 （毫克）	磷 （毫克）	鈣 （毫克）	鐵 （毫克）
348	73	66	0.42

7
水果

水果可麗餅

🥜 材料

可麗餅皮			
低筋麵粉	……………	40 克	
太白粉	……………	10 克	
無鹽奶油	……………	8 克	
砂糖	……………	10 克	
全脂鮮奶	……………	100 毫升	
鹽	……………	少許	

內餡		
檸檬	……………	半顆
原味優格	……………	100 克
香蕉丁	……………	150 克

奇異果丁 ………………… 150 克
蜂蜜 ………………… 10 克

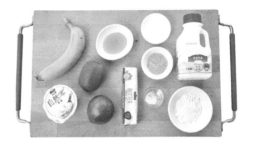

🥄 作法

可麗餅皮

1 低筋麵粉、太白粉先過篩，放入容器中，加入已融化無鹽奶油、砂糖、全脂鮮奶、鹽，再用打蛋器攪拌均勻，過濾，備用。

2 取一個平底鍋，轉小火熱鍋，倒入一半的麵糊均勻散成圓狀，煎至底部呈金黃色後，翻面續煎至熟透，起鍋。

3 再倒入一半的麵糊均勻，重複**作法 2**，煎成可麗餅（如果想要比較濕潤厚實偏向銅鑼燒的口感，也可以添加雞蛋至麵糊中），放涼，備用。

內餡

1 將檸檬洗淨，取刨絲器削取外皮，再對切，擠出果肉及果汁（挑出檸檬籽）。

2 將檸檬汁、檸檬皮、原味優格、香蕉丁、奇異果丁、蜂蜜放入容器中，輕輕拌勻。

組合

1 將可麗餅對切成半圓形，中間放入適量的內餡，再對折，依序全部完成，即可食用。

👩 **營養師叮嚀**

檸檬、香蕉及奇異果的組合，可以提供豐富維生素 C、鉀、鎂、鈣及膳食纖維，其中維生素 C 有助於鈣質吸收。同時這道料理中有雞蛋提供的維生素 D 可以刺激小腸對鈣質的吸收，並搭配乳製品（鮮奶、優格）提供的鈣質達到強化骨骼的目的。

② 補鈣質 有氣力

　　國健署建議我們每天要攝取足夠的乳製品，約 1.5 ～ 2 杯（240 毫升 / 杯），做為主要鈣質來源。但對乳糖不耐症患者，或素食者而言，因為無法攝取乳製品就容易使鈣質攝取不足。利用製作過程經發酵、過濾等步驟，將乳糖排除之優酪乳、優格、起司等牛乳加工製品、豆腐或豆製品都是素食者很好的補鈣選擇。

　　值得注意的是，市售許多豆腐的製作，不使用石膏為凝固劑，如嫩豆腐、雞蛋豆腐等，所以這類豆製品的鈣含量，就相對低很多。

　　添加食用級石膏做成的豆製品，例如：板豆腐（傳統豆腐）、豆干等；因為石膏為硫酸鈣，除了可以幫助凝固，同時提供許多鈣質，且吸收率高，因此這些豆類製品可作為素食者族群很好的鈣質來源。

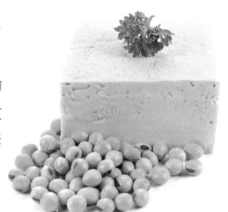

6
奶/湯/飲品　# 果蜜檸檬飲

主廚叮嚀　若擔心檸檬外皮有農藥，可先用 40 度溫熱水浸泡，有助於表皮農藥溶解釋放，又不會因溫度過高而破壞維生素 C。

材料
檸檬………………………8～9 片
蘋果………………………80 克
龍眼蜜……6 湯匙（約 60 克）
冷開水……………………600 毫升

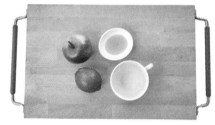

作法
1. 先將檸檬洗淨，切片，放入容器中，倒入龍眼蜜（蓋過檸檬片），放進冰箱冷藏浸漬 1～2 天。
2. 蘋果洗淨，去皮及籽，切小塊，備用。
3. 將檸檬片取出放置杯中，加入蘋果、龍眼蜜、冷開水調勻，即可飲用。

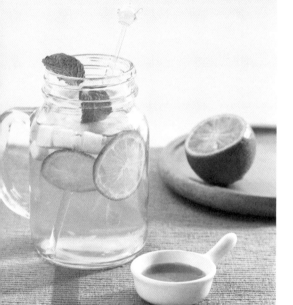

營養師叮嚀
檸檬是富含維生素 C 抗氧化物及檸檬酸的水果，能夠抑制皮膚黑色素形成外，還具有延緩老化、增加皮膚彈性等功效，搭配花東縱谷的龍眼蜜及蘋果的香氣，呈現出香甜微酸的口感，不論作為飯前開胃或飯後解油膩的飲品，都非常適合。

營養成分 每一份量 380 克，本食譜含 2 份

熱量（大卡）	蛋白質（克）	脂肪（克）	飽和脂肪（克）	碳水化合物（克）	糖（克）	鈉（毫克）	鈣（毫克）
117	0.2	0.1	0.02	30.7	0.1	1	4

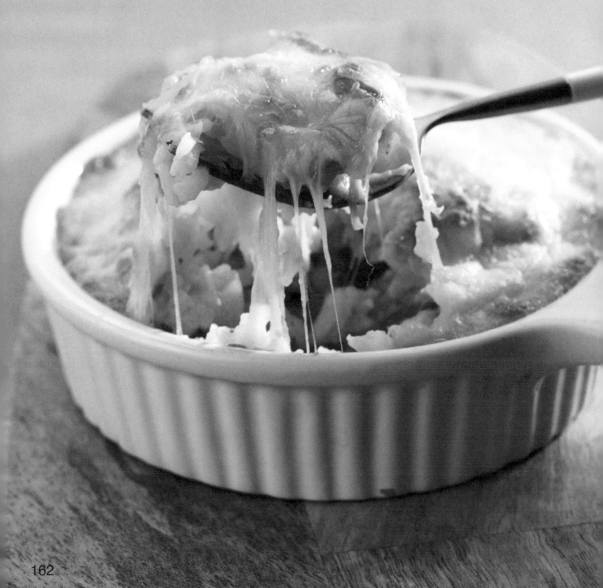

① 主食 焗烤白醬娃娃菜飯

🎈 材料

白米	120 克
娃娃菜	100 克
鴻喜菇	40 克
甜椒丁	40 克
乳酪條	50 克

白醬材料
奶油	20 克
中筋麵粉	20 克
全脂鮮奶	100 毫升
過濾水	適量

🫙 調味料

鹽	適量
白胡椒粉	適量

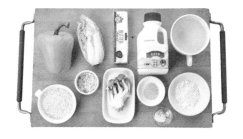

🥄 作法

1 白米洗淨，加入等量的過濾水，移入電鍋中（外鍋加入水 1 杯）燉煮軟爛，備用。

2 娃娃菜去除根部，切絲；鴻喜菇去頭，切丁，備用。

3 取一個平底鍋，轉小火，放入奶油煮至溶化後，加入中筋麵粉炒至全部融解時，倒入全脂鮮奶、過濾水，即成白醬醬汁。

4 加入白飯、娃娃菜絲、鴻喜菇丁、甜椒丁拌勻，以中火煮沸，轉小火續燜煮 10 分鐘，加入適當鹽與白胡椒粉調味。

5 將**作法** 4 倒入耐高溫的容器中，灑上乳酪條，移入烤箱中，以全火 220 度烤約 10 ～ 15 分鐘（烤至乳酪絲融化成金黃色），即可取出食用。

👩 營養師叮嚀

娃娃菜屬於白菜類的一種，產季也同樣在入冬之後，富含膳食纖維、β-胡蘿蔔素、鎂、維生素 C、鋅、鈣、鉀等；烹調易軟，適合年長者攝取的青菜來源之一，營養價值與大白菜相當，但口感較細緻，葉梗的厚度較薄，更容易咀嚼。

營養成分 每一份量 350 克，本食譜含 2 份

熱量（大卡）	蛋白質（克）	脂肪（克）	飽和脂肪（克）	碳水化合物（克）	糖（克）	鈉（毫克）	鈣（毫克）
477	15.3	16.6	11.20	66.7	3.4	344	320

主廚叮嚀 葉片連著較粗的莖，可使用刀背微壓破壞結構，煮熟後較易捲起。菜葉和莖梗的煮軟時間不同，可分批放入。開水汆燙時，鍋中加幾滴植物油及少許鹽，可以保持葉片碧綠，增加美觀度。冰鎮，可使口感較脆，減少韌度，有助於咀嚼。

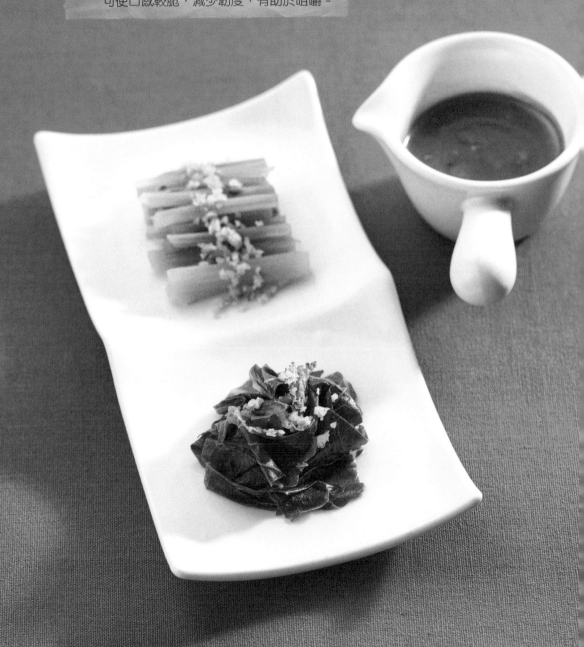

④ 配菜

花芝芥藍

🎐 材料

芥藍菜······················200 克
芥花油························1 大匙
冰水······················500 毫升

花芝醬料
白芝麻醬·····················1 大匙
花生醬························2 茶匙
醬油·························1 茶匙
白糖·························1 茶匙
水························15 毫升

🧂 調味料

鹽·························少許

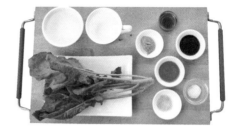

🥄 作法

1 將花芝醬料的全部材料放入容器中，拌勻，備用。

2 芥藍菜洗淨，將莖梗、葉分開，莖梗去皮，切 3～5 公分的段狀，再將太老的菜葉摘除。

3 煮一鍋沸水，滴入數滴芥花油、少許的鹽，先放入莖梗煮約 3～5 分鐘，再續入菜葉煮沸，撈起，移入冰水中冰鎮（可增加口感脆度）。

4 將芥藍菜的葉與莖梗分開擺盤（每片菜葉可略捲一下約 0.5 公分厚度，更好入口），淋上花芝醬料，即可食用。

👩 營養師叮嚀

入秋後至冬春之際為芥藍菜的產季，但台灣一年四季都能買到芥藍菜，其學名為「綠葉甘藍」，又名「格藍菜」，與高麗菜、大白菜同屬十字花科，含有豐富的膳食纖維，能夠促進腸胃蠕動有助於排便；而每 100 克芥藍菜含有 181 毫克的鈣，於蔬菜類中為鈣含量高者。另外芥藍雖然含有苦味來源的有機鹼，但能刺激味覺神經而增進食欲。

營養成分 每一份量 120 克，本食譜含 2 份

熱量（大卡）	蛋白質（克）	脂肪（克）	飽和脂肪（克）	碳水化合物（克）	糖（克）	鈉（毫克）	鈣（毫克）
162	5.4	12.2	1.04	9.2	2.5	159	299

主廚叮嚀

● 海帶浸泡過久容易使營養素流失，但浸泡時間短則容易太硬，因此可先切薄片乾蒸約 20 分鐘後，再加蓋滷煮。

● 海帶的挑選：海帶的正常顏色為褐綠色，經鹽製之後會呈灰綠色，因此選購時應避免顏色過於鮮艷翠綠的海帶，其可能添加色素加工，清洗浸泡時水變綠。

● 起司片加熱後會融化燙口，影響成品美觀，可調整用量與火候，掌握適當熱度食用。

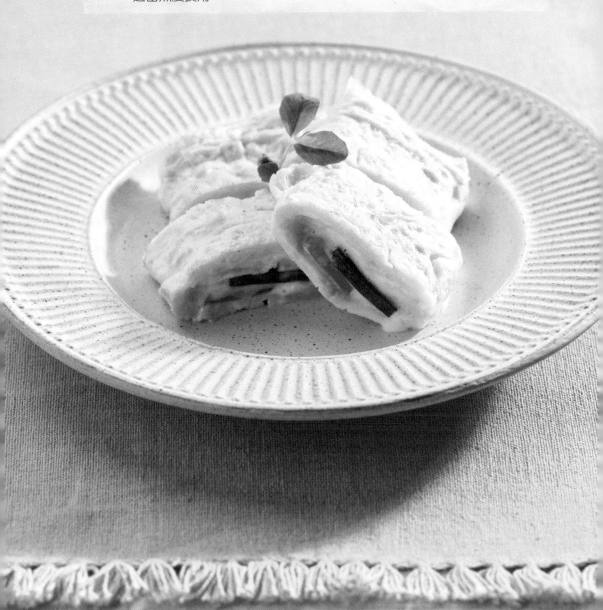

❸ 蛋主菜

海帶歐姆蛋包

🍳 材料

雞蛋······················120 克
起司片························1 片
海帶·························40 克
胡蘿蔔·······················40 克
鮮奶·······················50 毫升
芥花油························1 大匙

醬油·························1 大匙
薑片·························2 片

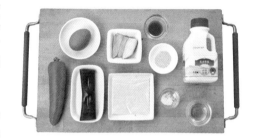

🧂 調味料

鹽·····················少許
白胡椒粉··················少許

🥄 作法

1. 正方形的起司片切半；海帶洗淨，切長方薄片（與起司片大小相似）；胡蘿蔔洗淨，切半圓狀，備用。

2. 取電鍋內鍋加入水 3 杯、全部的調味料煮滾後，放入海帶、胡蘿蔔，再移入電鍋（外鍋水 1 杯），滷煮至軟。

3. 雞蛋打散，加入鮮奶、鹽、白胡椒粉攪拌均勻，備用。

4. 取一個平底鍋加入少許的芥花油加熱，加入**作法** 3，轉小火，再擺放起司片、海帶、胡蘿蔔片，傾斜鍋子對翻蛋片（覆蓋餡料），再翻面，加蓋，烘煮至熟，即可盛盤食用。

👩‍🍳 營養師叮嚀

海帶富含礦物質與微量元素，鈣含量與等重的鮮奶相近，每 100 克海帶（約兩個海帶捲）約含 90 毫克鈣；市售全脂鮮奶每 100 毫升（約小罐養樂多容量）約含 105 毫克鈣。另外，因海帶富含碘，有甲狀腺機能亢進者，則需留意海帶的攝取量。海帶還有微量元素硒，具有抗氧化、維持免疫系統功能的作用。

營養成分 每一份量 285 克，本食譜含 2 份

熱量（大卡）	蛋白質（克）	脂肪（克）	飽和脂肪（克）	碳水化合物（克）	糖（克）	鈉（毫克）	鈣（毫克）
208	10.1	16.9	1.20	3.9	1.2	470	199

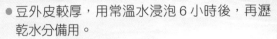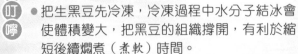

主廚叮嚀

- 豆外皮較厚，用常溫水浸泡 6 小時後，再瀝乾水分備用。
- 把生黑豆先冷凍，冷凍過程中水分子結冰會使體積變大，把黑豆的組織撐開，有利於縮短後續燜煮（煮軟）時間。

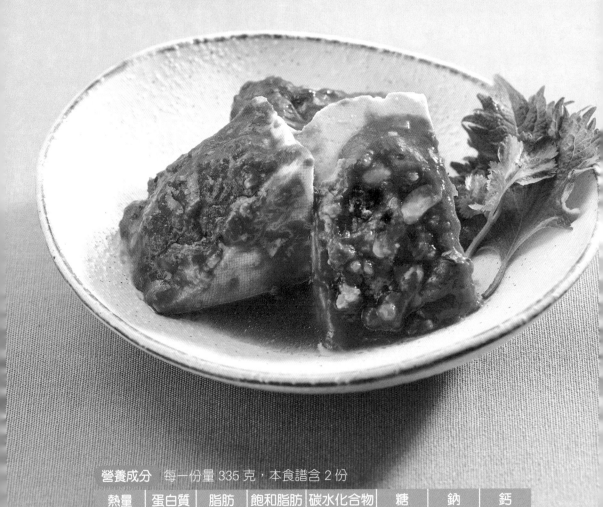

營養成分 每一份量 335 克，本食譜含 2 份

熱量 （大卡）	蛋白質 （克）	脂肪 （克）	飽和脂肪 （克）	碳水化合物 （克）	糖 （克）	鈉 （毫克）	鈣 （毫克）
229	12.5	15.3	0.95	11.4	1.3	286	148

豆主菜 # 茄香黑豆阿給

🎈 材料

傳統豆腐	180 克
黑豆	15 克
牛番茄	80 克
芥花油	1 大匙
鹽	0.5 茶匙

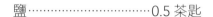
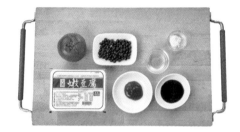

🧂 調味料

素蠔油	5 毫升
番茄醬	10 克

💡 作法

1. 黑豆用清水沖淨，加入三倍的水浸泡 6 小時，瀝乾水分，放入冰箱冷凍一晚。

2. 將冷凍過的黑豆倒入湯鍋中，加入滿水（蓋過黑豆的高度），以小火煮約 30 分鐘，即可軟爛。若不夠軟爛，可再以電鍋外鍋水一杯蒸煮，燜至透爛。

3. 豆腐抹上少許鹽，切三角狀，取適量的熟黑豆壓在中間，即成黑豆阿給，備用。

4. 牛番茄洗淨，切 2 片備用後，在尾端用刀子劃十字，放入滾水中汆燙，取出，去皮，切塊，打成番茄汁，備用。

5. 取炒鍋加入芥花油加熱，加入番茄汁、素蠔油、番茄醬、鹽，以中火煮勻。

6. 擺入黑豆阿給，蓋上鍋蓋，以中火燜煮約 2 分鐘，打開鍋蓋，煮至收汁至稠狀，即可盛盤食用。

👩‍🍳 營養師叮嚀

- 黃豆、黑豆和毛豆都屬於大豆家族，為植物性蛋白質的優質來源，在六大類食物上歸為「豆魚蛋肉類」，與一般肉類比較，大豆零膽固醇且富含纖維，其中毛豆是未成熟的大豆，而成熟大豆依種皮顏色分為黃豆及黑豆，黑豆外皮含花青素而呈現深黑色，其與維生素 E 是很好的抗氧化來源，能消除體內的自由基。

- 另外，大豆富含的寡醣會被大腸中的細菌發酵而產氣，因此食用過多導致易腹脹，但經浸泡、蒸煮可大幅減少寡糖含量，故以加工豆製品型式（如：豆漿、豆腐等）攝取，可減少此類問題之發生。

主廚叮嚀 黑米有一層未精緻去除的米糠，需要先浸泡一段時間縮短加熱軟化的時間，想要保留多一點口感的話，可以不用磨得太綿密。可選擇先用食物調理機打成漿狀，再用瓦斯爐加熱，或者先用電鍋煮成黑米飯，再同其他食材一起打成糊狀再加熱。

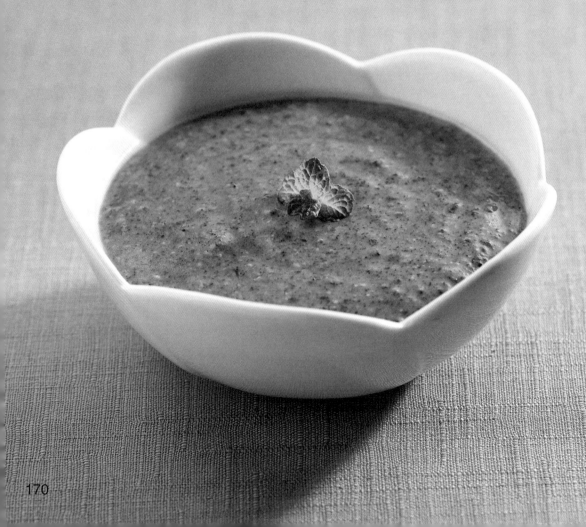

5
堅果

五穀養生黑芝麻糊

🎈 材料

綜合穀物（黑米、糙米、紅豆、大薏仁、燕麥）·····80 克（約 1/2 杯米杯）
黑芝麻 ··80 克
過濾水 ···700 毫升

🥄 調味料

黑糖 ···30 克

🥄 作法

1 將綜合穀物用過濾水浸泡 5 小時以上，再用篩網瀝乾水分。

2 加入過濾水 200 毫升、黑芝麻，移入用果汁機（或食物調理機）攪打均勻，即成穀米糊，備用。

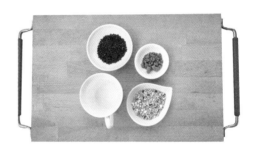

3 將穀米糊倒入鍋中，加過濾水 500 毫升、黑糖，以中火煮沸（一邊攪拌避免底部黏鍋），再轉小火續煮 5 ～ 10 分鐘（依照個人喜好調整濃稠度），即可食用。

👩 營養師叮嚀

黑米又稱黑秈糙米，含有醣類、蛋白質、膳食纖維、花青素、維生素 B1、維生素 B2、礦物質鐵、鎂、鉀等營養成分，屬於低升糖指數的全穀雜糧類；維生素 B1 可以促進神經系統的正常運作；維生素 B2 可以維護皮膚及造血的功能；花青素則可以預防心血管疾病及抗氧化。

營養成分 每一份量 200 克，本食譜含 4 份

熱量 （大卡）	蛋白質 （克）	脂肪 （克）	飽和脂肪 （克）	碳水化合物 （克）	糖 （克）	鈉 （毫克）	鈣 （毫克）
219	6.0	11.5	1.80	25.2	7.2	5	336

- 把南杏片與白飯先泡水，以幫助軟化，然後倒進食物調理機，先低速 1 分鐘後再用中高速打 2 分鐘。

- 過篩，需使用細濾網，才能將細粉顆粒篩出，並於加入鮮奶後二次過篩，除了增加滑順感外，也預防杏仁粉粒導致嗆咳。建議使用大面積細濾網能節省製備時間。

- 篩出的杏仁米渣加入豆腐糰子揉成糯米糰，若杏仁米渣顆粒較大，可與豆腐入調理機中速攪打後，再與其他材料混合成糰。

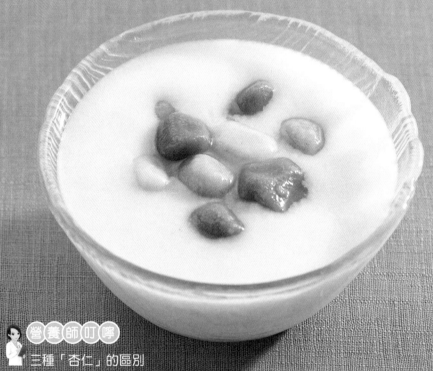

營養師叮嚀

三種「杏仁」的區別

- 南杏仁（甜杏仁）：外型較北杏大、顏色較白、味道偏甜、無毒，可生吃。常用於點心料理，例如：杏仁豆腐、杏仁茶等，市面上賣時，通常是片狀的。

- 北杏仁（苦杏仁）：顏色較深、香氣濃但味苦，具有一定毒性，勿生食，須煮沸後才可食用。多為藥材使用，中醫有止咳平喘、潤腸通便之功效。

- 美國大杏仁（扁桃仁）：就是我們常吃的「杏仁果」，常用於西點、香料，也可以榨成油。

營養成分　每一份量 350 克，本食譜含 2 份

熱量 （大卡）	蛋白質 （克）	脂肪 （克）	飽和脂肪 （克）	碳水化合物 （克）	糖 （克）	鈉 （毫克）	鈣 （毫克）
299	8.6	6.5	0.48	51.6	12.0	68	211

豆腐糰子杏仁糊

⑥
奶／湯／飲品

🥄 材料

杏仁糊	南杏	15 克
	白飯	60 克
	鮮奶	250 毫升
	糖	20 克

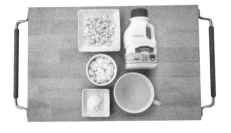

三色豆腐糰子

黑芝麻豆腐糰子材料

糯米粉	15 克
黑芝麻粉	2 茶匙
杏仁米渣	10 克
傳統豆腐	15 克

薑黃豆腐糰子材料

糯米粉	15 克
薑黃粉	1/2 茶匙
杏仁米渣	10 克
傳統豆腐	15 克

杏仁豆腐糰子材料

糯米粉	15 克
杏仁米渣	10 克
傳統豆腐	15 克

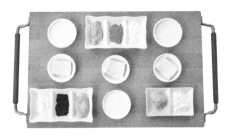

🥄 作法

杏仁糊

1. 南杏、白飯加入水 100 毫升，浸泡約 2 小時，然後倒入調理機中，再加入水 200 毫升攪打均勻，即成杏仁米糊。

2. 杏仁米糊用細目濾網過篩，濾出杏仁米漿，而杏仁米渣則保留為製作豆腐糰子的材料，均分為 3 份。

3. 杏仁米漿放入湯鍋中，加入鮮奶、糖，再用細目濾網過篩，即成杏仁糊。

三色豆腐糰子

1. **黑芝麻豆腐糰子**：將糯米粉、黑芝麻粉、杏仁米渣、豆腐和水 10 毫升混合，揉成麵糰，均分小顆。

2. **薑黃豆腐糰子**：將糯米粉、薑黃粉、杏仁米渣、豆腐和水 10 毫升混合，搓成麵糰，均分小顆。

3. **杏仁豆腐糰子**：將糯米粉、杏仁米渣、豆腐和水 10 毫升混合，搓成麵糰，均分小顆。

組合

1. 將三色豆腐糰子放入滾水中，以中大火煮至浮起，撈起，放在冷開水中，備用。

2. 將杏仁糊以小火煮沸（一邊攪拌），熄火，放入三色豆腐糰子，即可食用。

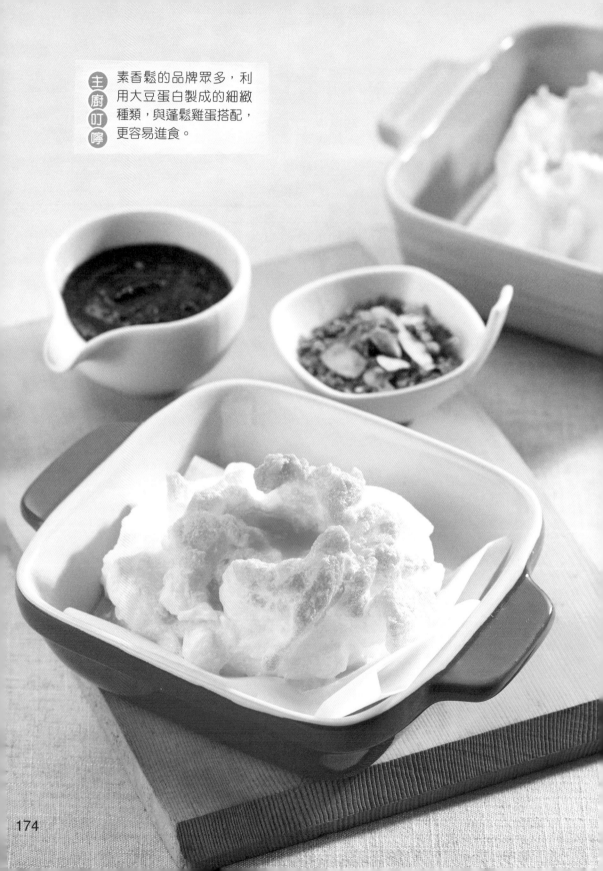

素香鬆的品牌眾多，利用大豆蛋白製成的細緻種類，與蓬鬆雞蛋搭配，更容易進食。

❸
蛋主菜　# 雲朵蛋

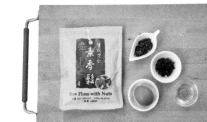

🥄 **材料**

雞蛋……………………………2 顆
九層塔末………………………少許
素香鬆…………………………40 克
黑芝麻醬………………………1 茶匙

🧂 **調味料**

鹽………………………………0.5 克
糖粉……………………………3 克

🥄 **作法**

1　雞蛋洗淨，去殼分開蛋白與蛋黃；蛋白、鹽、糖（有利打發定型）放入乾淨的容器，打至濕性發泡（湯匙測試倒立不滑落），備用。

2　打開烤箱電源，上下火預熱 120 度。

3　取耐熱烤盤，鋪上不沾紙，倒入打發蛋白（集中高聳形狀或其他形狀大小隨喜好），再將蛋黃放在聳立之蛋白中央。

4　放入烤箱定時 10 分鐘，耐心等待，確認表面金黃中心烤熟（不沾黏筷子），即可出爐，加入少許的鹽、九層塔末及素香鬆，淋上芝麻醬，即可上桌享用。

👩‍🍳 **營養師叮嚀**

平凡的荷包蛋增加一些巧思，利用打發使蛋白蓬鬆，搭配香鬆使長者增加濕潤滑順口感，有利吞嚥。黑芝麻醬是攝取鈣質的好方法，搭配任何食物都適用。用醬料色彩彩繪、利用各種模具與增加立體視覺效果擺盤，更可促進用餐時的心情愉快喔！

營養成分 每一份量 70 克，本食譜含 2 份

熱量 （大卡）	蛋白質 （克）	脂肪 （克）	飽和脂肪 （克）	碳水化合物 （克）	糖 （克）	鈉 （毫克）
156	11.5	10.2	2.30	4.5	2.5	370

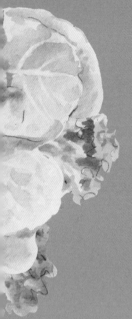

PART5

口感

讓我們一起享受由「口」進食的快樂

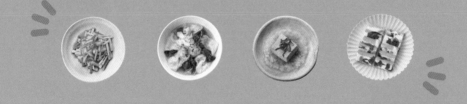

「民以食為天。」飲食對於人類來說，除了是維持身體正常機能必須之外，更是讓心靈得到滿足的重要關鍵。面對食物，不僅僅是攝取食物所提供的營養，更多時候是去享受咀嚼時，食物的質感、香氣、味道，同時帶出了更多過去的記憶。

　　但是隨著年紀的增長，牙齒越來越少，或者花很多錢製作的假牙不敷使用；也可能會在吞東西時出現嗆咳的狀況。因為這些原因，長者的飲食量就越來越少，長期下來可能營養不足，免疫力不佳，而容易發生肌少症、骨質疏鬆症、失智症，甚至無法抵擋外來病菌的攻擊。而長者經常在這樣的身體狀況下，開始反覆入住醫院，而生命逐漸走向死亡。

　　家人或者長者本人都希望能夠逆轉老化、衰弱、多病的情勢，這時候醫師常常給的建議是———置放鼻胃管，開始進行管灌飲食。管灌飲食，透過鼻胃管，讓長者可以不需要透過咀嚼、吞嚥這些過程，直接能夠吸收營養，讓生命得以延長。但是，這些真的是長者希望的嗎？

　　整個吞嚥過程，就學理來說，可以分成口腔期、咽喉期以及食道期。口腔期主要的工作，是碎化食物，並且透過唾液，讓食物成為食團，可以被吞嚥。這個吞嚥時期，長者經常遇到的問題是，無法順利透過牙齒來碎化食物，以及嘴巴因為唾液腺逐漸失去功能，而無法讓食團產生。

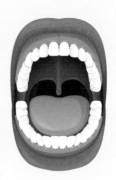

因此，牙齒健康的維持以及假牙的正確使用，是長者維持正常飲食的首要關鍵所在。**唾液腺的退化，則可以透過局部按摩刺激唾液腺的方式，來盡量協助口水分泌。**倘若沒有辦法順利完成這個過程，則可以透過烹調方式的改善，透過食物軟化，讓長者能減少碎化食物的過程。

至於如果長者的吞嚥問題主要是在咽喉期造成的話，則可以透過**增加食物的黏稠性，減少食物被誤入呼吸道的情況發生。**這時候，會有人使用**增稠劑**來直接調整食物的質地，而我們的食譜當中，則是會介紹擁有這樣特質的食物來提供選擇。

的確，這樣料理食物的過程，需要長者自己或者照護者更多的時間來讓原本可以透過咀嚼，透過正常的吞嚥功能，就可以簡單地由口進食。但是那種透過嘴巴，吃著自己想要吃的食物，品嘗食物特有的香氣與味道，才是有尊嚴的活在這個世界上。讓我們在料理中，添加更多的愛與關懷，幫助長者能夠順利吃下我們所精心準備的食物。

① 軟質／咀嚼
軟食力

應用切割、打碎、攪拌、浸泡、水煮、冷凍、研磨之技巧，縮短時間，提高人力效率以保持風味 營養成份為目標。

食材處理撇步：

全穀雜糧類及新鮮的蔬菜與水果是維生素、礦物質、纖維質、植化素及優質抗氧化物質的主要來源，礙於食材本身的質地，常常是長者無法或不願意進食的主因，進而影響到營養素的攝取。其實只要學會一些小技巧，就能軟化食材，方便長者食用，提升長者的進食意願。

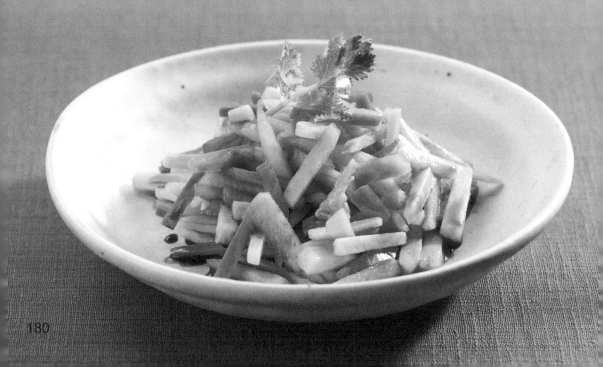

④ 配菜

涼拌蘋果山藥

🎈 材料

蘋果……………………………………………………50 克
山藥……………………………………………………200 克
胡蘿蔔…………………………………………………40 克
鹽………………………………………………………適量

🫙 調味料

醬油………………………3 茶匙
紅醋………………………3 又 1/2 茶匙
白糖………………………2 茶匙
胡麻油……………………1/4 茶匙

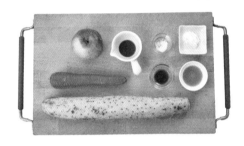

🥄 作法

1 山藥、胡蘿蔔分別洗淨，去皮、切絲，在放入滾水中汆燙至熟，撈起，瀝乾。

2 蘋果去皮，切絲，浸泡鹽水；全部的調味料放入容器攪拌均勻，備用。

3 蘋果絲、山藥絲、胡蘿蔔絲放入容器中，加入混合好好調味料拌勻，移入冰箱冷藏 20 分鐘，取出，即可食用。

主廚叮嚀 山藥生吃富含黏液且口感較為清脆，不易咀嚼，透過切絲來增加入口時的方便性；透過熱水煮熟，可改變山藥生食的爽脆感，使山藥口感較為綿密，方便年長者食用，其他如：地瓜、馬鈴薯等也都可以利用切絲（或切小塊）及燙軟的方式，增加食物的柔軟性。

👩 營養師叮嚀

山藥屬於全穀雜糧類，富含鉀離子及纖維，有助於維護心臟血管的健康。另外，山藥所含的植化素——薯蕷皂素，實驗中被發現能調節體內氧化壓力、改善血脂的效果，且薯蕷皂素構造跟人體雌激素類似，因此有助於改善更年期的部分症狀。

營養成分 每一份量 150 克，本食譜含 2 份

熱量（大卡）	蛋白質（克）	脂肪（克）	飽和脂肪（克）	碳水化合物（克）	糖（克）	鈉（毫克）
139	4.7	0.8	0.12	28.5	9.1	608

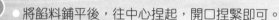

主廚叮嚀

- 將傳統豆腐包入豆漿布中，擠出水分，以免餡料太濕，餛飩皮會破。
- 野莧菜及胡蘿蔔先燙軟再切碎；野莧菜口感比較粗糙，因此要汆燙、切碎或是勾芡來增加潤滑度。
- 將餡料鋪平後，往中心捏起，開口捏緊即可。

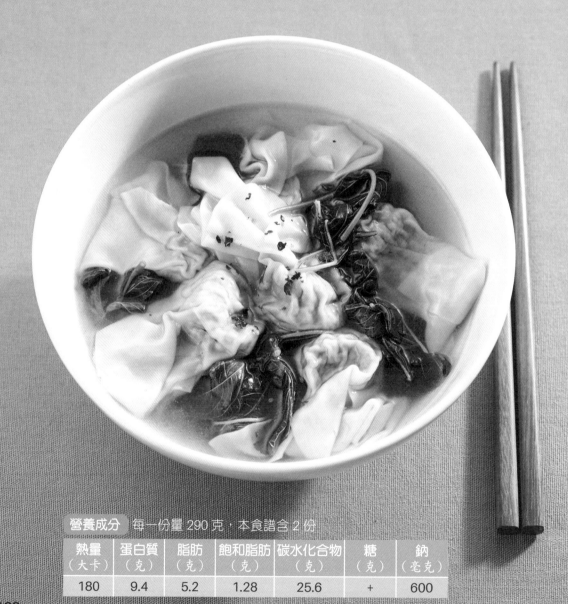

營養成分 每一份量 290 克，本食譜含 2 份

熱量 （大卡）	蛋白質 （克）	脂肪 （克）	飽和脂肪 （克）	碳水化合物 （克）	糖 （克）	鈉 （毫克）
180	9.4	5.2	1.28	25.6	+	600

❹ 配菜

馬告野莧扁食湯

PART 5

口感 ① 軟質／咀嚼── 軟食力　馬告野莧扁食湯

🎈 材料

野莧菜	90 克
傳統豆腐	50 克
金針菇	20 克
胡蘿蔔末	10 克
餛飩皮	12 張
薑末	2 克
太白粉	8 克
雞蛋	1 個
搗碎的馬告	少許
水	300 毫升

調味料

鹽	1 克
素高湯粉	少許
香油	4 克
胡椒粉	少許

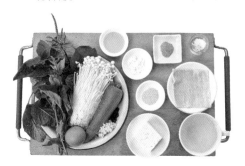

🍲 工具

豆漿布

🥄 作法

1. 用豆漿布包住傳統豆腐（50 克），擰擠出水分（豆腐約重 35 克）。野莧菜洗淨，取 40 克放入滾水中汆燙，撈起，備用；胡蘿蔔末煮熟（或蒸熟），備用。

2. 莧菜、金針菇分別切細末，放入容器中，加入豆腐、胡蘿蔔末、薑末、少許鹽、素高湯粉、香油、胡椒粉拌勻，即為餛飩餡。

3. 取 12 張皮，分別包入餛飩餡，將開口捏緊，即成餛飩（或稱扁食）。

4. 取湯鍋，倒入水 300 毫升，以大火煮沸，放入剩下的 50 克野莧菜煮熟，加入鹽、素高湯粉、搗碎的馬告，一邊攪動一邊加入太白粉水勾芡，打上蛋花，即成。

5. 另取一鍋，加入水，以大火煮沸後，放入扁食，待扁食浮上水面鼓起（表示已熟），撈出，放入**作法** 4 的莧菜蛋花湯中，即可食用。

👩 營養師叮嚀

- 野莧菜含鐵量高，若於飯後搭配高維生素C的水果，可增加鐵的吸收量；野莧或刺莧在東部低海拔地區隨處可見，也可以使用一般市場或賣場買得到的莧菜。莧菜的莖較粗糙，食用時可以先剝去表皮，讓口感更軟嫩。

- 馬告，是原住民常用的食材，即山胡椒，具有特殊的香氣，類似檸檬與胡椒的組合體，也可以使用一般的胡椒替代。

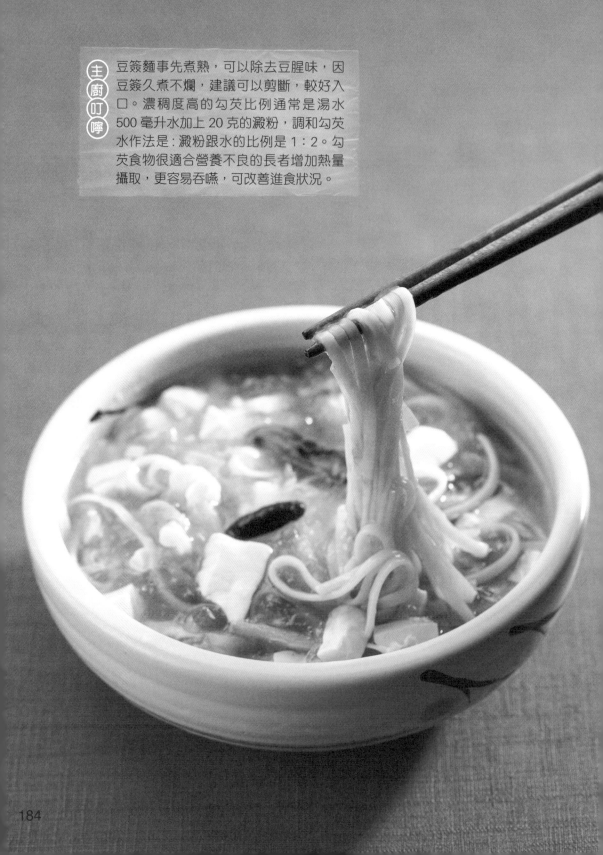

主廚叮嚀 豆簽麵事先煮熟,可以除去豆腥味,因豆簽久煮不爛,建議可以剪斷,較好入口。濃稠度高的勾芡比例通常是湯水 500 毫升水加上 20 克的澱粉,調和勾芡水作法是:澱粉跟水的比例是 1:2。勾芡食物很適合營養不良的長者增加熱量攝取,更容易吞嚥,可改善進食狀況。

❶ 主食

三鮮豆簽麵

🥄 材料

豆簽麵……………2塊（60克）
葫蘆瓜…………………300克
乾香菇……………………1朵
冬菜………………………10克
澎湖海菜…………………50克
嫩豆腐……………………半盒
太白粉……………………40克
橄欖油…………………10毫升
薑末………………………少許

🧂 調味料

鹽……………………1/2茶匙
胡椒粉（依據個人口味）
香油……………………10毫升

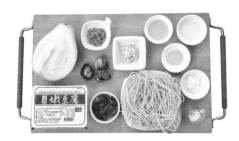

🥄 作法

1 葫蘆瓜洗淨，去皮，切細條；嫩豆腐切細條；香菇洗淨，浸泡水軟化，切末，備用。

2 豆簽麵放入沸水中，以中大火煮約3分鐘（可依據長者牙口狀況，調整煮食時間），撈起（可再用剪刀剪斷較好入口，放入香油拌開），備用。

3 太白粉加入水80毫升放入容器中拌勻（調成勾芡汁），備用。

4 取一個炒鍋，加入橄欖油加熱，放入薑末、葫蘆瓜、香菇末、冬菜炒香，再倒入水約2碗半，以大火煮沸。

5 放入豆簽麵、海菜、嫩豆腐細條，以中火煮沸3分鐘，熄火，再沿著鍋子邊緣，倒入太白粉水勾芡，再次轉開中大火（讓澱粉水煮滾），加入鹽、白胡椒粉調味，即可食用。

👩 營養師叮嚀

豆簽麵是南部地方小吃，混合了米豆或是豌豆製成的麵食，比一般麵食類升糖指數更低，能攝取到較多的葉酸、鎂等植物營養素，也比一般麵食類有更多的蛋白質含量，非常適合喜歡吃麵食又怕血糖高的長者食用。

營養成分 每一份量650克，本食譜含2份

熱量（大卡）	蛋白質（克）	脂肪（克）	飽和脂肪（克）	碳水化合物（克）	糖（克）	鈉（毫克）
356	10.0	12.0	1.10	51.0	+	1534

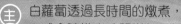 白蘿蔔透過長時間的燉煮，口感會隨燉煮時間增加而偏軟，因此牙口較好的長者，可以不需要經過湯匙壓碎這個步驟，可以直接吃。

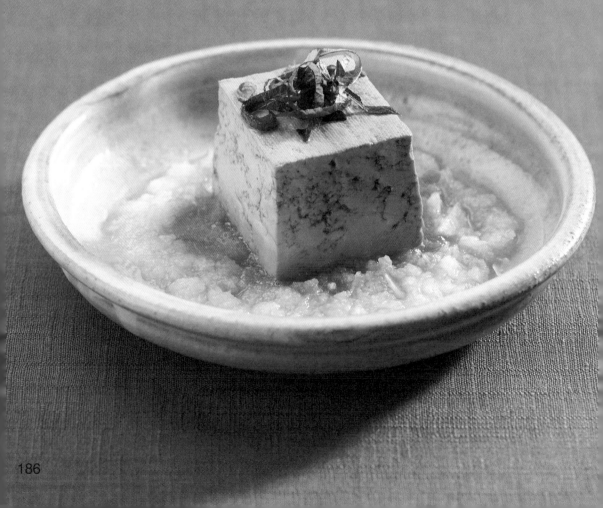

豆主菜　　# 和風豆腐燒

材料

板豆腐	200 克
白蘿蔔	100 克
胡蘿蔔	20 克

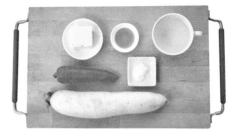

調味料

日式醬油	3 大匙
白糖	1 大匙
開水	2 杯

作法

1. 將全部的調味料倒入鍋中，即成和風醬汁，備用。
2. 板豆腐切塊；白蘿蔔、胡蘿蔔分別削皮，切小塊，備用。
3. 白蘿蔔、胡蘿蔔、和風醬汁放入鍋中，再倒入開水（至剛好淹過食材），轉小火燉煮約 50 分鐘。
4. 再放入板豆腐，以小火再滷 30 分鐘，撈起白蘿蔔用湯匙壓碎成泥狀，盛入容器內（鋪底），再盛入板豆腐盤、胡蘿蔔，即可食用。

營養師叮嚀

白蘿蔔含有豐富的維生素 C 及微量元素鋅，有助於提升人體免疫功能，增強抵抗力。除此之外，白蘿蔔更是富含多種植化素，包含硫代葡萄糖苷、吲哚 -3 甲醇等，具有抗癌的效果。由於白蘿蔔含有異硫氰酸酯，會抑制人體碘的吸收，所以不建議有甲狀腺功能低下者，直接生食大量的蘿蔔。

營養成分 每一份量 160 克，本食譜含 2 份

熱量（大卡）	蛋白質（克）	脂肪（克）	飽和脂肪（克）	碳水化合物（克）	糖（克）	鈉（毫克）
147	13.4	3.5	1.04	16.3	9.4	1790

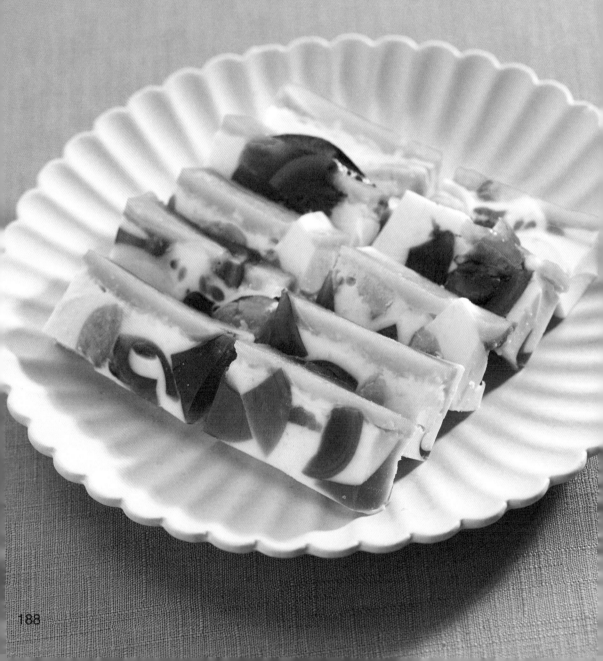

主廚叮嚀 雞蛋的料理方式有很多，包含煎蛋、炒蛋、蒸蛋等，相較於煎蛋、炒蛋等方式烹調蛋類，利用蒸氣來烹調蛋類，其質地與口感都會較煎蛋更軟嫩，因此提供給長者時，可以多加利用蒸熟的烹調方式。

③ 蛋主菜

三色蛋

材料

雞蛋 ·························· 5 顆
皮蛋 ·························· 2 顆
鹹蛋 ·························· 2 顆

調味料

糖 ············· 依據個人口味添加

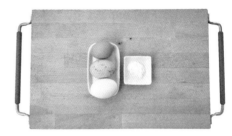

作法

1. 先取一個有深度的長方形陶盤，內層抹上少許的食用油（避免沾黏）；再將皮蛋、鹹蛋分別剝殼後，切小塊交錯鋪平至有深度的長方形陶盤。
2. 將雞蛋的蛋黃與蛋白分開放置於兩個容器中，備用。
3. 將蛋白倒入鋪有皮蛋、鹹蛋的長方形陶盤，放入電鍋中蒸（外鍋加入水 1 杯）。
4. 待電鍋開關跳起後，再倒入蛋黃，再蒸一次至熟（外鍋加入水半杯），取出放涼，倒扣到盤中，切片，即可食用。

營養師叮嚀

雞蛋是良好的蛋白質來源，其中，蛋黃富含有膽固醇、卵磷脂、維生素 A、維生素 B 群、葉黃素、玉米黃素、鐵、鋅等。卵磷脂是合成大腦傳遞信息的重要物質，因此能促進大腦發育及改善記憶力。葉黃素、玉米黃素及鋅則能預防黃斑部退化。

營養成分 每一份量 90 克，本食譜含 4 份

熱量（大卡）	蛋白質（克）	脂肪（克）	飽和脂肪（克）	碳水化合物（克）	糖（克）	鈉（毫克）
176	15.3	12.2	4.07	2.1	+	750

- 不要挑選過白的白木耳，正常乾燥的白木耳會呈現淡淡的黃色。若是使用新鮮的白木耳，則不需浸泡。
- 鳳梨不要煮太久，以免鳳梨變得沒有味道；最後才加糖，可以減少糖的用量，也可避免白木耳燉不軟。
- 可依個人喜好添加枸杞。

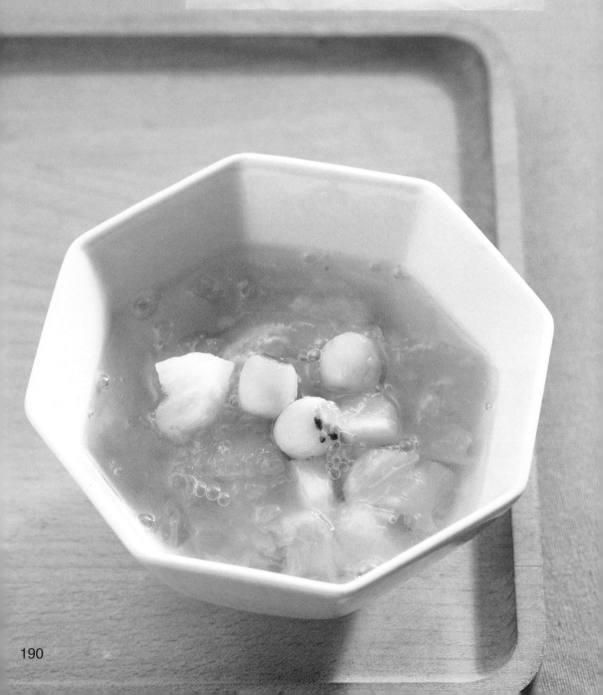

奶／湯／飲品

鳳梨蓮子銀耳湯

材料

鳳梨丁 ··80 克
乾蓮子 ··························· 30 克（或生鮮蓮子 70 克）
白木耳 ···4 克
水 ···...············400 毫升

調味料

冰糖 ··························· 20 克

作法

1. 白木耳用水沖淨，加入冷水浸泡至軟，取出，剝除硬蒂，切成小片；蓮子洗淨，用冷水浸泡至軟，備用。

2. 白木耳、蓮子放入容器中，加入 400 毫升的水，移入電鍋中（外鍋加入水 2 杯）燉煮軟爛，（如白木耳不夠軟，則外鍋加入水 2 杯，再燉煮 1 ～ 2 次至木耳的膠質熬出），取出。

3. 加入鳳梨丁，以中火煮約 5 分鐘，放入冰糖調味拌勻，即可食用。

營養師叮嚀

白木耳含有 B 群、鈣、鉀、磷、多醣體、植物性膠質及膳食纖維等成分，能增強免疫力，預防便祕以及增加皮膚潤澤、保水度等。鳳梨的芳香成分可以刺激唾液分泌，增加食飲。

營養成分 每一份量 240 克，本食譜含 2 份

熱量（大卡）	蛋白質（克）	脂肪（克）	飽和脂肪（克）	碳水化合物（克）	糖（克）	鈉（毫克）
109	3.8	0.3	0.09	26.0	10.0	47

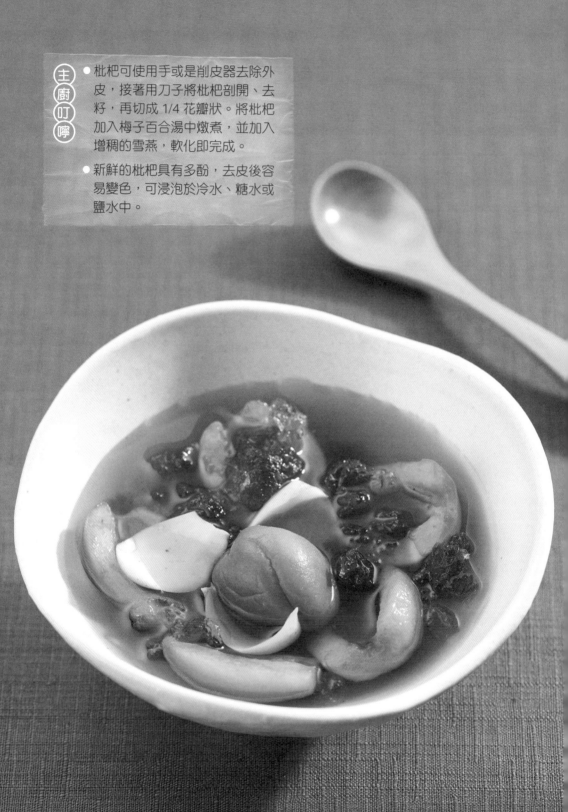

主廚叮嚀

● 枇杷可使用手或是削皮器去除外皮，接著用刀子將枇杷剖開、去籽，再切成 1/4 花瓣狀。將枇杷加入梅子百合湯中燉煮，並加入增稠的雪燕，軟化即完成。

● 新鮮的枇杷具有多酚，去皮後容易變色，可浸泡於冷水、糖水或鹽水中。

192

⑦
水果
梅子百合枇杷羹

🎈 材料

胭脂梅……………………………4 顆
食用百合鱗片………………60 克
枇杷……………………………6 個
桃膠（雪燕）…………………10 克
水………………………………500 毫升

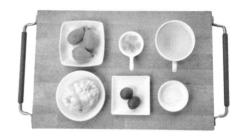

🍶 調味料

冰糖……………………………10 克

💡 作法

1 胭脂梅洗淨，去除硬蒂，放入鍋中，加入滿水，以小火煮 15 分鐘（去除澀味），取出，備用。

2 百合鱗片洗淨；桃膠（雪燕）浸泡清水 5 小時以上（浸泡期間應更換清水過濾雜質），備用。

3 枇杷洗淨，去皮、去籽、切成 1/4（花瓣狀），浸泡冷水（預防氧化變色）。

4 水 500 毫升倒入湯鍋中，以大火煮沸，放入胭脂梅、百合鱗片、枇杷燉煮 5 分鐘，加入浸泡濾水後的桃膠（雪燕）、冰糖，以中火煮 10 分鐘，盛入容器，即可食用。

🧑 營養師叮嚀

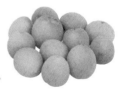

- 梅子具有酵素，可軟化食材且酸味可促進唾液分泌、促進食慾，若怕酸可減量或不加梅子。枇杷富含維生素 A、B、C、果膠，味道甘美，具有生津止咳的作用。

- 百合鱗片屬於蔬菜類，性味甘甜、質地軟且有口感，富含磷離子，可維持醣類正常代謝，有助於呼吸順暢。桃膠（雪燕）屬於植物性膠質，富含水溶性纖維，可用白木耳替代。

營養成分 每一份量 305 克，本食譜含 2 份

熱量 （大卡）	蛋白質 （克）	脂肪 （克）	飽和脂肪 （克）	碳水化合物 （克）	糖 （克）	鈉 （毫克）
106	1.6	0.2	0.05	26.5	15.6	6

主廚叮嚀

● 未熟的生香蕉因含有大量鞣酸，充分煮熟後，口感才不會有澀味。

● 生香蕉煮熟搗泥後，可加入白開水調整濕潤度，並增加適口性；加上砂糖煎熟後，吃起來酸甜開胃；也可以淋上蜂蜜或楓糖食用。

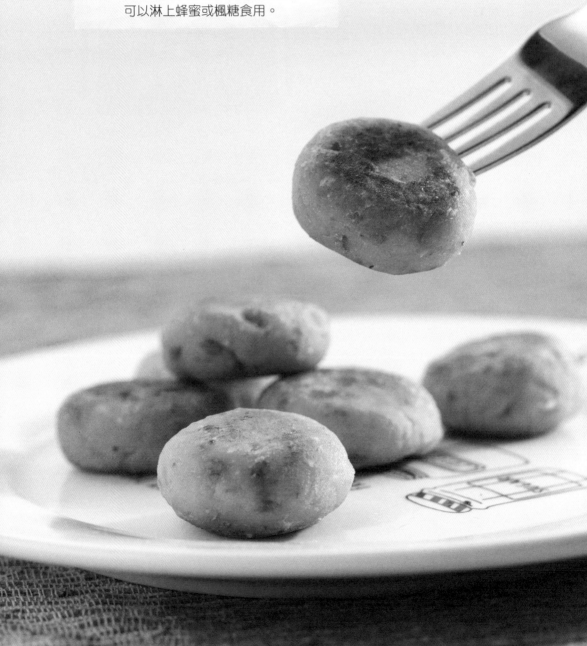

⑦
水果

香蕉餅

 材料

未熟的香蕉 ····················· 1～2根（約170克）
麵粉 ··· 少許
熱水 ··· 5～10毫升

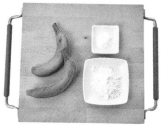

🫙 **調味料**

砂糖 ··· 10克
植物油 ··· 10克

🥄 **作法**

1 未熟的香蕉用清水洗淨，放入滾水中煮約20分鐘（用筷子可戳過去即表示熟了）。

2 將煮熟的香蕉取出，剝皮後，放入容器中，趁熱放入砂糖、熱水，並將香蕉搗成泥，再均分為10等分。

3 分別搓成圓球後，壓扁，每個在表面拍上薄薄的一層麵粉。

4 在平底鍋中倒入植物油加熱，轉小火，放入香蕉餅煎至兩面金黃，即可食用。

👩 **營養師叮嚀**

在物資缺乏的年代，遇到香蕉過盛或颱風香蕉倒塌，長者經常將青香蕉煮熟來吃，是惜福的文化；香蕉富含鉀、維生素C、維生素B群、果膠、纖維素及果膠和果膠糖等營養，有助於人體細胞的正常運作及體內益生菌的生長。

營養成分 每一份量210克，本食譜含2份

熱量 （大卡）	蛋白質 （克）	脂肪 （克）	飽和脂肪 （克）	碳水化合物 （克）	糖 （克）	鈉 （毫克）
109	0.7	5.1	0.86	16.7	5.0	+

② 凝聚性
凝聚力（好吞）

攝取水分是老人飲食中重要的一環，當長者因疾病或退化，咀嚼吞嚥功能障礙、口渴感覺不靈敏或排泄困難，可能需要調整飲食質地，建議優先利用各類新鮮食物的成份與加工特性。例如：澱粉之糊化、膠化；蛋白質之起泡性、凝固性、乳化性與水果纖維或果膠提供聚合作用。

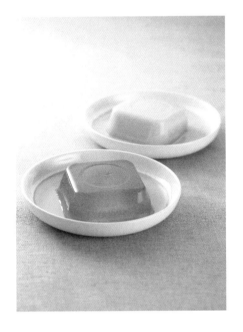

想要達到均衡照顧人體全方位的營養素，應參考國人膳食營養素參考攝取量（Dietary Reference Intakes, DRIS），若真有攝取困難，建議諮詢專業營養師，適度利用營養補充品滿足每日所需。可應用天然食材或商業配方來增加食物的黏稠度，方便吞食。

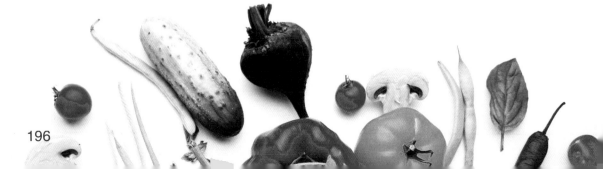

天然食材

① 運用太白粉、麵粉、起司或白醬等經加熱烹煮後，增加食物的順口度。

② 運用磨碎久煮的藕粉、芋頭、山藥、南瓜或馬鈴薯等澱粉根莖類食物，增加甜品或湯品的稠度與熱量。

③ 愛玉子、洋菜粉（條）及吉利 T（素）等，用以製作果凍或布丁類點心。

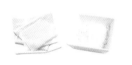

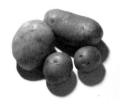

▲ 起司／太白粉　　　　　▲ 馬鈴薯　　　　　▲ 吉利 T 粉

商業食物增稠配方

天然食材需經過加熱才能增稠，放涼後容易出水；而商業食物增稠配方，擁有迅速增稠、持久穩定、透明、無色、無味，不會影響食材風味及用量少、稠度高等優點，適合用來製作長者飲用的果汁或補充水分的飲品。

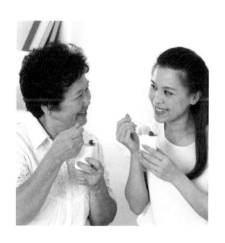

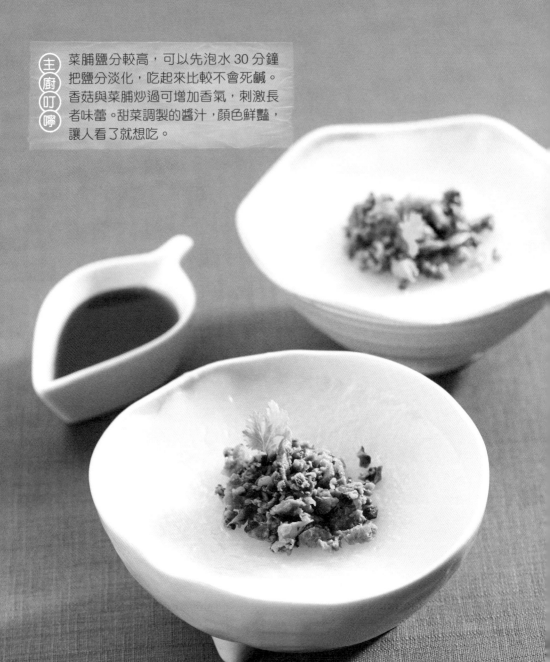

營養成分 每一份量 220 克，本食譜含 2 份

熱量 （大卡）	蛋白質 （克）	脂肪 （克）	飽和脂肪 （克）	碳水化合物 （克）	糖 （克）	鈉 （毫克）
230	6.8	0.8	0.10	49.0	1.0	662

① 主食

客家碗粿

材料

在來米粉 …………………100 克
溫水 …………………240 毫升
熱水 …………………365 毫升
泡軟香菇 …………………40 克
菜脯 …………………20 克
甜菜 …………………20 克

醬油 …………………3 克
太白粉 …………………3 克
油 …………………20 毫升

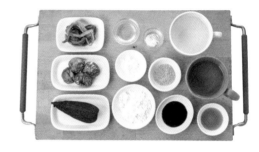

調味料

鹽 …………………3 克
糖 …………………3 克
醬油膏 …………………6 克

作法

碗粿漿

1 在來米粉倒入湯鍋中，倒入溫水 240 毫升攪拌均勻，即成米漿水，備用。

2 熱水 365 毫升放入鍋中，以大火煮沸，加入鹽拌勻，再倒入米漿水攪勻，熄火，即成碗粿漿。

3 將碗粿漿分別倒入碗中，約 8 分滿，鋪平，移入電鍋中蒸煮至熟（外鍋加入水約米杯 4 杯半），即成碗粿。

碗粿餡料及醬汁

1 乾香菇洗淨，浸泡冷水至軟，切片；將菜脯浸泡冷水去鹽份，抓乾，備用。

2 取炒鍋，加入油加熱，放入香菇片先炒香後，加入菜脯末續炒至有香味後，盛起，放入食物調理機攪打細碎，即成碗粿餡料。

3 將甜菜去根，洗淨，放入滾水中汆燙，撈起，放進食物調理機，加入全部的調味料攪打，即成醬汁。

4 在蒸熟的碗粿上面，放入適量的餡料、醬汁，即可趁熱享用。

營養師叮嚀

甜菜，含有豐富的維生素 A 及鐵質，幫助提升人體免疫功能。
菜脯經過醃製有鹹味，有慢性腎臟病及高血壓的人需斟酌適
量食用，避免攝取過多。

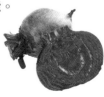

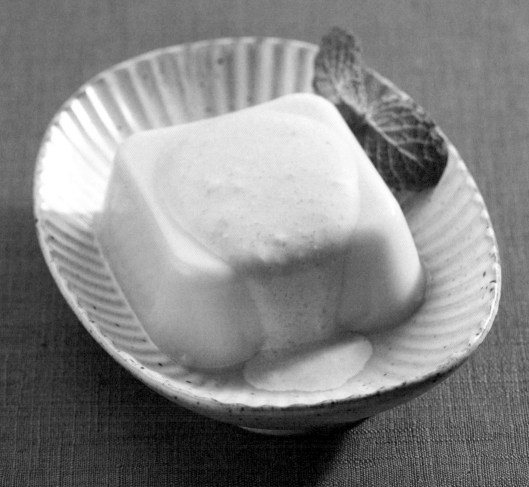

主廚叮嚀 糙米有一層未精緻去除的米糠，需要先浸泡一段時間縮短加熱軟化的時間。一般煮糙米飯，電鍋內鍋的水量是白米飯的兩倍，外鍋同樣用一杯的水，待電鍋加熱鍵跳起後需續燜煮 10 ～ 20 分鐘以確定米芯熟透。打漿過程可依個人喜好調整細碎度，越綿密搭配豆腐腦時口感越佳。

營養成分 每一份量 360 克，本食譜含 4 份

熱量 （大卡）	蛋白質 （克）	脂肪 （克）	飽和脂肪 （克）	碳水化合物 （克）	糖 （克）	鈉 （毫克）
299	22.6	14.3	2.97	21.1	8.3	74

豆主菜

糙米漿豆腐腦

PART 5

口感② 凝聚性──凝聚力（好吞）　糙米漿豆腐腦

材料
無糖豆漿 ·················· 800 毫升
豆花粉 ·························· 25 克
過濾水 ························ 100 毫升

砂糖 ·························· 25 克

調味料
糙米 ····························· 40 克
熟花生 ·························· 40 克
過濾水 ························ 400 毫升

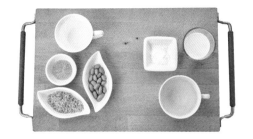

作法

豆花

將豆花粉、過濾水 100 毫升拌勻，倒入耐熱容器中，備用。

無糖豆漿倒入湯鍋中，以小火加熱煮沸，熄火，移到隔熱墊上，再沖入**作法 1**（豆花粉水），須注意豆花粉水要保持均勻無沉澱。完成後的成品靜置放涼避免搖晃，冷卻後再放入冰箱冷藏凝固，即成豆花。

糙米漿

糙米洗淨，浸泡冷水 2 小時，移入電鍋蒸熟（外鍋加入水 2 杯），取出。

加入熟花生、過濾水 400 毫升，放入果汁機（或食物調理機）攪打均勻。

趁熱加入砂糖拌勻，再移到瓦斯爐加熱（調整稠度），即成糙米漿，完成後放冷藏備用。

組合

舀出適量的豆花放入容器中，淋上糙米漿，即成為一道美味又好吃的點心。

營養師叮嚀

糙米富有醣類、蛋白質、膳食纖維、維生素 B1、菸鹼酸、維生素 B6、礦物質鐵、鎂、鉀等。屬於低升糖指數的全穀雜糧類有助於血糖及血壓的控制；維生素 B 群可以促進身體新陳代謝；但因纖維含量較高，消化功能不佳者須注意減少攝取。製作米漿亦可選用白米飯代替，口感較綿密但相對營養價值較低。

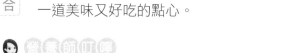

把菠菜切成碎末狀，再加入少許的水加熱幫助軟化，少許的太白粉勾芡可以增加濃稠度，讓蒸蛋吃起來更軟彈有口感。通常葉菜類煮1分鐘就會熟，但長者要吃的話，可以拉長時間，煮約3～5分鐘，確保葉菜軟爛。菜的莖梗部與葉片分開，先煮較硬的莖梗部，葉片一下就煮熟了，可以較晚放入鍋中烹調。

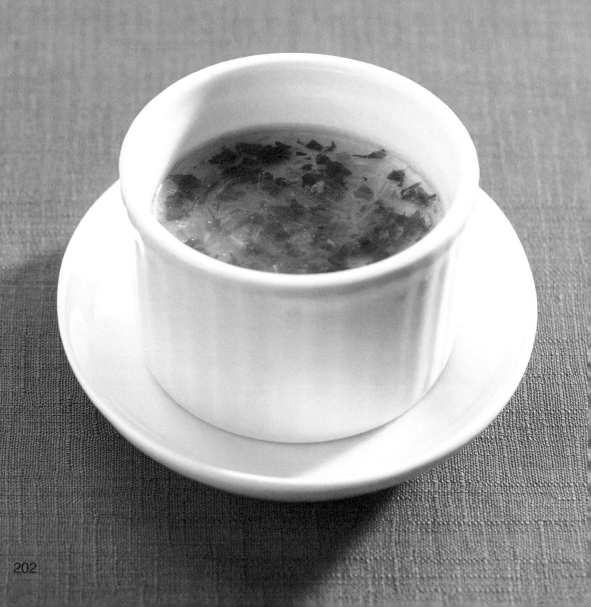

③
蛋主菜　# 翡翠芙蓉蛋

🎈 材料

雞蛋…………………………4 顆
菠菜…………………………100 克
過濾水………………………250 毫升

調味料

鹽………………………………適量
醬油……………………………適量
太白粉…………………………1 茶匙

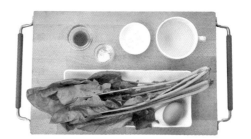

🥄 作法

1. 將雞蛋打散，放入容器中，加入過濾水 250 毫升、鹽、醬油拌勻，以細目濾網過篩（可增加成品口感的滑順度）。

2. 將打好的蛋液，放入容器中，移入電鍋（或蒸鍋）中蒸熟，鍋蓋與鍋中間可放一根筷子，留縫隙，讓溫度的熱氣釋放一點點，以免過熱。

3. 菠菜洗淨，去除根部，切成末，放入約 100 毫升水煮滾的湯鍋中，煮至菜熟。

4. 將太白粉加入等量過濾水攪勻，倒入菠菜湯鍋中勾芡，煮沸後熄火。最後將完成的菠菜汁，淋到蒸蛋上面，即可食用。

👩 營養師叮嚀

菠菜富含葉酸、β - 胡蘿蔔素、維生素 C、鉀、鎂、鈣等營養素，葉酸可以降低心血管疾病的風險、預防胎兒神經管缺陷及預防貧血等。β - 胡蘿蔔素可以增進皮膚健康、降低黃斑部病變。

營養成分　每一份量 300 克，本食譜含 2 份

熱量 (大卡)	蛋白質 (克)	脂肪 (克)	飽和脂肪 (克)	碳水化合物 (克)	糖 (克)	鈉 (毫克)
166	14.9	9.9	3.40	5.4	0.2	373

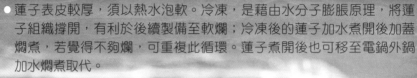

● 蓮子表皮較厚，須以熱水泡軟。冷凍，是藉由水分子膨脹原理，將蓮子組織撐開，有利於後續製備至軟爛；冷凍後的蓮子加水煮開後加蓋燜煮，若覺得不夠爛，可重複此循環。蓮子煮開後也可移至電鍋外鍋加水燜煮取代。

● 糕體於小火煮時可自行調整濃稠度，稠度高則成品會較硬，增加咀嚼度。上、下層的白色糕體可以一次準備好，分兩次倒入容器中。務必確認第一層冷卻定型再一次倒入一層。

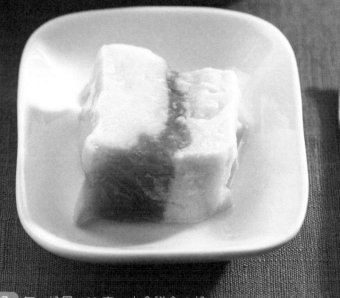

營養成分 每一份量 420 克，本食譜含 2 份

熱量 （大卡）	蛋白質 （克）	脂肪 （克）	飽和脂肪 （克）	碳水化合物 （克）	糖 （克）	鈉 （毫克）
242	6.8	6.6	0.03	39.7	15.1	108

⑧ 點心

蓮子雙糕潤

🥄 材料

玉米粉	25 克
蓮子	10 克
蓮藕粉	5 克
鮮奶	360 毫升

🧂 調味料

白糖	20 克
黑糖	10 克

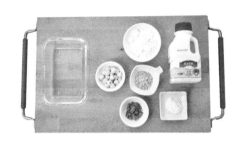

🧰 工具

容器……方形玻璃保鮮盒 1 個

🥄 作法

1 蓮子用熱水浸泡 1 小時，瀝乾，移入冰箱冷凍一個晚上，取出，放入滾水中煮沸 5 分鐘，熄火，加蓋續燜 10 分鐘，再重複煮滾，燜至蓮子煮爛，壓碎，備用。方形玻璃保鮮盒，鋪上烘焙紙。

【下層】白色糕體　玉米粉 10 克、鮮奶 120 毫升、白糖 10 克放入湯鍋中攪拌，轉小火煮至有點黏稠狀，熄火，倒入奶汁，放涼，倒入方形玻璃保鮮盒（第一層）。

【中層】黑糖糕體　蓮藕粉 5 克、玉米粉 5 克、蓮子碎、黑糖 10 克、鮮奶 120 毫升放入湯鍋中攪拌，轉小火煮至有點黏稠狀，熄火，稍微冷卻後，倒入方形玻璃保鮮盒（第二層）。

【上層】白色糕體　玉米粉 10 克、鮮奶 120 毫升、白糖 10 克放入湯鍋中攪拌，轉小火煮至有點黏稠狀，熄火，倒入奶汁，放涼，倒入方形玻璃保鮮盒（第三層），待涼後，放冰箱冷藏冷卻定型，即可取出，切小塊食用。

【上層】白色糕體
【中層】黑糖糕體
【下層】白色糕體

👩‍🍳 營養師叮嚀

蓮藕入秋至冬為產期，因此秋冬可使用當季食材蓮藕替代蓮子。蓮藕可選擇中段主幹，藕肉口感較軟糯；前段藕肉纖維較長且食用口感較差；後段藕肉則較嫩脆，適合涼拌清炒。蓮藕接觸空氣會變黃褐色，可浸泡清水保鮮。

主廚叮嚀

- 將鳳梨芯以中速 20 秒後，加入鳳梨果肉低速打 10 秒。

- 鳳梨醬欲保有顆粒口感：僅鳳梨芯打碎加切小丁的果肉後直接煮即可。

- 可以蘋果取代鳳梨，餅乾底也可使用海綿蛋糕取代。

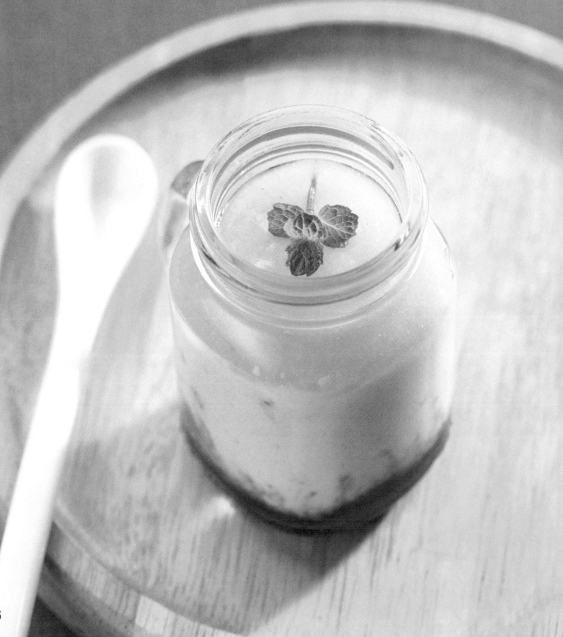

⑦ 水果

醬醬提拉米蘇

🥄 材料

| 鳳梨醬 | 新鮮鳳梨 …………………… 150 克 |
| | 砂糖 …………………………… 1 大匙 |

| 餅乾底 | 消化餅 ……………………… 20 克 |
| | 咖啡 ………………………… 20 毫升 |

| 提拉米蘇體 | 涼拌豆腐 …………………… 80 克 |
| | 優格 ………………………… 40 克 |

🫙 工具

小布丁杯容器： 2 個

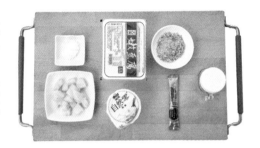

 營養師叮嚀

● 提拉米蘇為一道無需烘烤製備的點心，通常使用生蛋及 Mascarpone 馬斯卡彭起司為材料，為避免生食的蛋奶素，可選用優質植物性蛋白質──豆腐與優格混合製作，也可享有相同口感。

● 另外上層可可粉則使用新鮮鳳梨製成的果醬取代，避免進食粉狀物造成嗆咳。新鮮鳳梨含有鳳梨酵素助消化、維生素 C 及纖維等，天然甜味也可提升味覺，因維生素 C 易受高溫破壞，因此欲保留更多維生素 C 建議低溫食用。咀嚼及吞嚥機能退化者，可使用調理機將其打碎後，加入食物增稠劑混合，即可增加稠狀感。

營養成分 每一份量 420 克，本食譜含 2 份

熱量 （大卡）	蛋白質 （克）	脂肪 （克）	飽和脂肪 （克）	碳水化合物 （克）	糖 （克）	鈉 （毫克）
165	5.6	3.0	0.46	30.5	9.3	49

🥄 作法

鳳梨醬

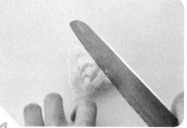

1 鳳梨洗淨，削皮，切圓片後，將鳳梨中間的芯與外層果肉分別切成小丁，備用。

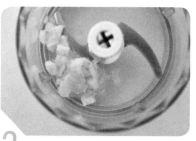

2 將鳳梨芯先放入果汁機，以中速攪打 20 秒後，放入鳳梨果肉丁，再以低速打 10 秒後，倒入容器中，即成鳳梨果泥，備用。

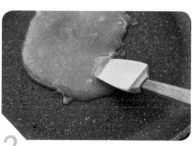

3 把鳳梨果泥倒入鍋中，加入砂糖，以小火熬煮至濃稠狀（一邊攪拌，以免鍋底焦黑，而果醬的濃稠度可依個人喜好調整），熄火，冷卻，即成鳳梨醬，冷藏，備用。

餅乾底

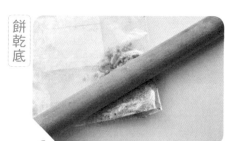

1 消化餅放入塑膠袋中，用桿麵棍（或瓶子）壓成碎末；咖啡加少許的水拌勻，備用。

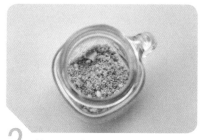

2 裝入小布丁杯容器底層鋪平，倒入液體咖啡使其濕潤，並壓緊。

提拉米蘇體

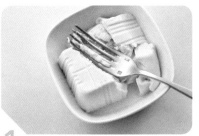

1 涼拌豆腐放入容器中，用叉子壓碎，加入優格攪拌均勻。

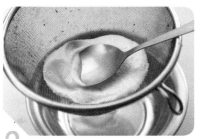

2 再使用細目濾網過濾，使其質地均勻平滑，備用。

組合

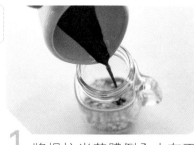

1 將提拉米蘇體倒入小布丁杯容器。

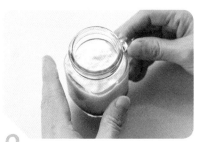

2 用手震敲容器（排出多餘的氣體，讓填裝物體更扎實）。

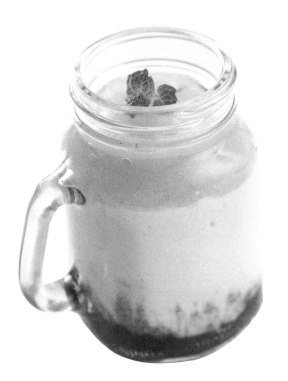

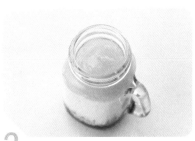

3 最後上層再淋上鳳梨醬，即可食用。

主廚叮嚀

● 若無調理機,則須將豌豆多蒸 1~2 次至豌豆鬆軟,再以篩網壓泥,口感才會綿密。

● 黃豌豆口感細緻,若買不到,也可以使用綠豌豆或綠豆仁來製作。如果使用的是未去皮的豌豆,則煮熟後要使用細的篩網壓泥,將皮濾出即可。

● 豌豆黃是以前的宮廷甜點;傳統的作法是要煮到一定稠度,冷卻後會自然成型,但操作不易,本食譜是使用洋菜的配方,更容易上手;如果不小心水分過多,無法成型,就重新加熱,將水分收乾一些即可。

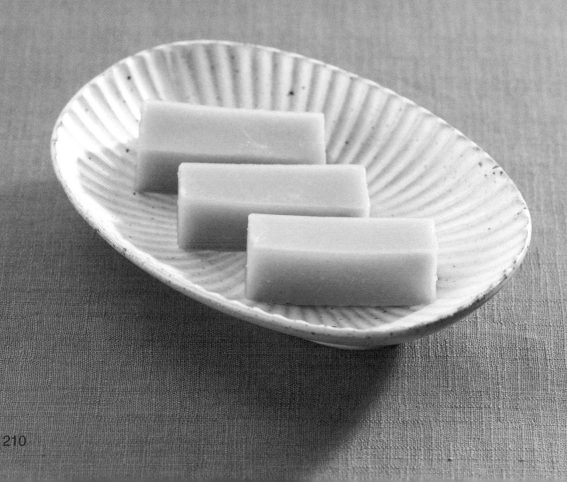

8
點心

豌豆黃

🍭 材料

脫皮黃豌豆 ·················100 克
洋菜粉 ·················· 1/2 茶匙
冷水 ··················· 350 毫升

🧂 調味料

糖·······················48 克
蜂蜜·······················2 克

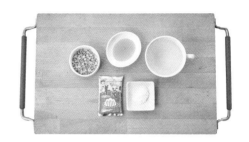

🥄 作法

1 黃豌豆洗淨，瀝乾，加入水 280 毫升，浸泡 4 小時以上，移入電鍋中（外鍋加入水 2 杯）蒸熟。使用調理機打成泥（或以篩網壓成豌豆泥）。

2 另取一鍋，將冷水 70 毫升、洋菜粉、糖，放入容器中混勻，邊攪拌邊加熱至完全溶解。

3 將**作法 1** 的豌豆泥放入小鍋中，轉中小火，隔水加熱，倒入**作法 2** 的洋菜粉水拌勻，熄火。

4 加入蜂蜜拌勻，趁熱倒入模型，待冷卻後，移入冰箱冷藏凝固，取出，切塊，即可食用。

👩 營養師叮嚀

豌豆含有維生素 A、B 群、葉酸、鉀等營養素；且膳食纖維，可以預防便祕；另外豌豆仁含有的離胺酸是人體的必需胺基酸，能幫助鈣質吸收以及促進黏膜細胞的修復以及膠原蛋白；不過豆科植物富含寡糖，吃太多容易脹氣喔！

營養成分 每一份量 100 克，本食譜含 4 份

熱量 （大卡）	蛋白質 （克）	脂肪 （克）	飽和脂肪 （克）	碳水化合物 （克）	糖 （克）	鈉 （毫克）
102	4.6	0.2	+	23.4	12.5	2

口感 ② 凝聚性──凝聚力（好吞）　豌豆黃

211

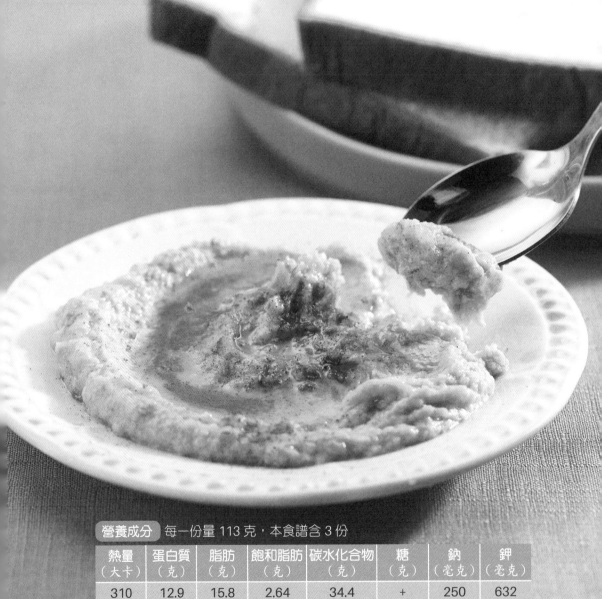

主廚叮嚀

● 將紅藜洗淨放入碗中,加入水,放入蒸鍋蒸 10 分鐘進行軟化,再使用濾網瀝乾。

● 在食物調理機中與檸檬混合,再與鷹嘴豆、芝麻醬以絞拌棒攪成泥,有助於咀嚼吞嚥困難的長者用餐。

營養成分　每一份量 113 克,本食譜含 3 份

熱量 (大卡)	蛋白質 (克)	脂肪 (克)	飽和脂肪 (克)	碳水化合物 (克)	糖 (克)	鈉 (毫克)	鉀 (毫克)
310	12.9	15.8	2.64	34.4	+	250	632

⑤
堅果

紅藜檸汁鷹嘴豆泥

🥄 材料

鷹嘴豆（乾）··································150 克
台灣紅藜（帶殼）·····························1 茶匙
香菜···少許
橄欖油·······································1 大匙

🧂 調味料

芝麻醬······45 克（約 3 大匙）
檸檬汁···10 克（約一顆擠汁）
西班牙紅辣椒粉··············適量
大漠孜然風味料··············適量

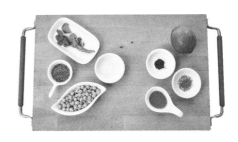

🥄 作法

1 乾鷹嘴豆浸泡冷水（水量蓋過鷹嘴豆）放在冰箱冷藏隔夜，再取出，用清水沖淨，瀝乾水分，再加滿水（內鍋水蓋過鷹嘴豆），移入電鍋中（外鍋加入水 3 杯），蒸約 2 小時至軟爛，取出，瀝乾水分。

2 紅藜洗淨，以濾網瀝乾放在容器中，加入水蓋過紅藜（外鍋加入水 2/3 杯），移入電鍋中蒸約 10 分鐘，取出，瀝乾。

3 紅藜、檸檬汁放入食物調理機，倒入蒸熟的鷹嘴豆及芝麻醬，以攪拌機攪打成綿密的泥狀（若要口感更細膩，可將豆泥過篩，若想要製作鷹嘴豆抹醬，需在調理機中再加入橄欖油 5 大匙，可製造出更綿密的口感，可依個人需求調整油脂及水量，另外，紅藜的顆粒較粗，若想要質地更均質，可不加紅藜）。

4 將鷹嘴豆泥取出放入盤中，持湯匙的後端在鷹嘴豆泥中畫一個溝，倒入橄欖油，撒上西班牙紅辣椒粉、孜然粉、香菜點綴，即可食用。

👩 營養師叮嚀

台灣紅藜屬於台灣特有作物，又稱穀物紅寶石，屬於高纖全穀雜糧類，富含離胺酸，市售有分成帶殼（顏色較鮮艷）及去殼的、帶殼的咬起來較硬、味道較苦，但是保留殼類纖維等營養價值，可依長者飲食習慣及咀嚼能力選擇帶殼或不帶殼的紅藜，加了些許檸檬汁可以促進唾液分泌、充滿香氣，有增進食欲之功用。

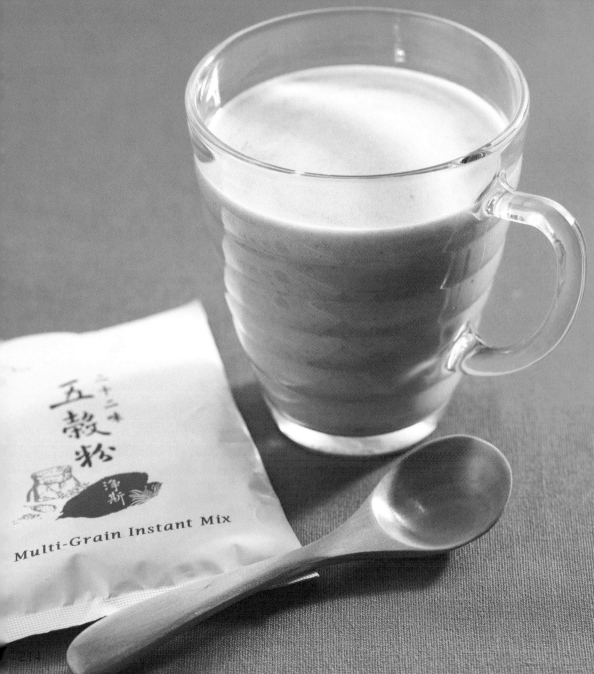

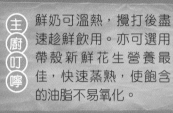

主廚叮嚀

鮮奶可溫熱，攪打後盡
速趁鮮飲用。亦可選用
帶殼新鮮花生營養最
佳，快速蒸熟，使飽含
的油脂不易氧化。

五穀粉
二十三種
淳斯

Multi-Grain Instant Mix

⑤ 堅果

花生 22 穀奶

口感 ② 凝聚性——凝聚力（好吞）　花生 22 穀奶

 材料

花生…………16 顆（約 20 克）
22 穀粉……………………25 克
全脂鮮奶………………238 毫升

🥫 **調味料**

糖………………………………10 克

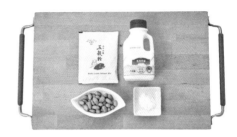

🥄 **作法**

1 花生洗淨，浸泡水 6 小時。

2 將泡好的花生仁放入容器中，移入電鍋（外鍋加入水 1 ～ 2 杯），蒸煮至熟。

3 煮好的花生、22 穀粉、全脂鮮奶放入果汁機攪打至泥狀，倒入杯中，即可飲用。

👩 **營養師叮嚀**

花生含有豐富的維生素 E 群及油脂，有消除自由基能力，提升人體免疫功能，增強抵抗力及提供能量來源。除此之外，花生富含有豐富的鎂、鈣離子及豐富不飽和脂肪酸，可促進肌肉及骨骼生長及維持肌肉正常收縮。

營養成分 每一份量 132 克，本食譜含 2 份

熱量（大卡）	蛋白質（克）	脂肪（克）	飽和脂肪（克）	碳水化合物（克）	糖（克）	鈉（毫克）
289	13.7	16.3	7.54	24.1	10.5	98

附錄1：素材熱量比一比

食品分類	生鮮			
	加工調理食品及其他類			豆類
樣品名稱	素肉	冷凍素雞塊	傳統豆腐	毛豆仁
內容物描述	冷藏產品，混合均勻打碎	冷凍包裝，混合均勻打碎（黃豆，大豆蛋白，麵衣等）	混合均勻打碎	生鮮，混合均勻打碎
修正熱量（kcal）	199	203	87	116
水分（g）	57.2	57.3	81.2	67.9
粗蛋白（g）	23.9	14.2	8.5	14.6
粗脂肪（g）	10.1	8.1	3.4	3.3
飽和脂肪（g）	1.8	1.3	1.0	0.9
總碳水化合物（g）	6.0	19.0	6.0	12.5
膳食纖維（g）	5.5	1.2	0.6	6.4
鈉（mg）	731	456	2	1
鉀（mg）	351	58	180	654
鈣（mg）	120	8	140	44
鎂（mg）	72	14	33	65
鐵（mg）	4.3	1.6	2.0	3.7

生鮮		乾貨	
菇類		堅果及種子類	穀物類
金針菇	木耳	鷹嘴豆	糙粳米（台粳 9 號）
生鮮，數朵混合均勻打碎	生鮮，混合均勻打碎	生，混合均勻磨碎	
33	24	338	355
89.1	89.9	11.0	12.5
2.6	0.9	19.4	7.4
0.3	0.1	5.8	2.3
0.1	0.0	1.1	0.6
7.2	8.8	61.0	76.6
2.3	7.4	12.4	4.5
2	12	8	3
385	56	1096	220
1	27	95	13
13	17	117	100
0.9	0.8	5.0	1.0

食品分類	生鮮			
	加工調理食品及其他類			豆類
樣品名稱	素肉	冷凍素雞塊	傳統豆腐	毛豆仁
鋅（mg）	1.8	0.6	0.8	2.1
磷（mg）	163	146	111	203
維生素 A 總量（IU）	19	4	0	92
維生素 E 總量（mg）	7.7	5.2	2.8	2
維生素 B1（mg）	0.06	0.05	0.08	0.39
維生素 B2（mg）	0	0.07	0.04	0.13
菸鹼素（mg）	0.62	0.31	0.25	1.17
維生素 B6（mg）	0	0.07	0.02	0.14
維生素 B12（ug）	0	0	0	0
葉酸（ug）	23.5	40.9	35.0	0
反式脂肪（mg）	20.1	0	0	0

※ 本資料庫所列數值單位均為每 100 g 可食部分之含量。

生鮮		乾貨	
菇類		堅果及種子類	穀物類
金針菇	木耳	鷹嘴豆	糙粳米 （台粳 9 號）
0.6	0.3	2.0	1.9
90	23	346	239
0	0	21	0
+	0	9.1	3.99
0.17	0.01	0.38	0.33
0.23	0.09	0.12	0.05
6.49	0.31	1.87	5.43
0.1	0.03	0.55	0.14
0.02	0.13	0	0
29.4	9.4	742.1	27.1
0	0	0	0

表頭年齡分組各有活動量分級：1~3歲～13~15歲為（稍低）（適度）；16~18歲為（低）（稍低）（適度）（高）。以下表格中，凡有性別差異者以 ♂／♀ 標示，凡有活動量差異者以「/」分隔（稍低/適度，16~18歲為 低/稍低/適度/高）。

營養素	單位	0~6月	7~12月	1~3歲	4~6歲	7~9歲	10~12歲	13~15歲	16~18歲
身高	公分(cm)	♂61 ♀60	♂72 ♀70	♂92 ♀91	♂113 ♀112	♂130 ♀130	♂147 ♀148	♂168 ♀158	♂172 ♀160
體重	公斤(kg)	♂6 ♀6	♂9 ♀8	13	♂20 ♀19	♂28 ♀27	♂38 ♀39	♂55 ♀49	♂62 ♀51
熱量	大卡(kcal)	100/kg	90/kg	♂1150/1350 ♀1150/1350	♂1550/1800 ♀1400/1650	♂1800/2100 ♀1650/1900	♂2050/2350 ♀1950/2250	♂2400/2800 ♀2050/2350	♂2150/2500/2900/3350 ♀1650/1900/2250/2550
蛋白質	公克(g)	2.3/kg	2.1/kg	20	30	40	♂55 ♀50	70/60	75/55
碳水化合物 EAR	公克(g)			100	100	100	100	100	100
碳水化合物 RDA	公克(g)			130	130	130	130	130	130
碳水化合物 AMDR	總熱量(%)	AI=60	AI=95	50~65%	50~65%	50~65%	50~65%	50~65%	50~65%
膳食纖維 AI	公克(g)			♂16/19 ♀16/19	♂22/25 ♀20/23	♂25/29 ♀23/27	♂29/33 ♀27/32	♂34/39 ♀29/33	♂30/35/41/47 ♀23/27/32/36
維生素A AI(6)	微克(μgRE)	AI=400	AI=400	400	400	400	♂500 ♀500	♂600 ♀500	♂700 ♀500
維生素D AI(7)	微克(μg)	10	10	10	10	10	10	10	10
維生素E AI(8)	毫克(mgα-TE)	3	4	5	6	8	10	12	13
維生素K AI	微克(μg)	2.0	2.5	30	55	55	60	75	75
維生素C	毫克(mg)	AI=40	AI=50	40	50	60	80	100	100
維生素B1	毫克(mg)	AI=0.3	AI=0.3	0.6	♂0.9 ♀0.8	♂1.0 ♀0.9	♂1.1 ♀1.1	♂1.3 ♀1.1	♂1.4 ♀1.1
維生素B2	毫克(mg)	AI=0.3	AI=0.4	0.7	♂1 ♀0.9	♂1.2 ♀1.0	♂1.3 ♀1.2	♂1.5 ♀1.3	♂1.6 ♀1.2
菸鹼素(9)	毫克(mgNE)	AI=2	AI=4	9	♂12 ♀11	♂14 ♀12	♂15 ♀15	♂18 ♀15	♂18 ♀15
維生素B6	毫克(mg)	AI=0.1	AI=0.3	0.5	0.6	0.8	1.3	♂1.4 ♀1.3	♂1.5 ♀1.3

19～30歲 (低)	(稍低)	(適度)	(高)	31～50歲 (低)	(稍低)	(適度)	(高)	51～70歲 (低)	(稍低)	(適度)	(高)	71歲～以上 (低)	(稍低)	(適度)	懷孕 第一期	第二期	第三期	哺乳期
171				170				165				163						
159				157				153				150						
64				64				60				58						
52				54				52				50						
1850	2150	2400	2700	1800	2100	2400	2650	1700	1950	2250	2500	1650	1900	2150	+0	+300	+300	+500
1450	1650	1900	2100	1450	1650	1900	2100	1400	1600	1800	2000	1300	1500	1700				
60				60				55				60			+10	+10	+10	+15
50				50				50				50						
100				100				100				100			+0	+35	+35	+60
130				130				130				130			+0	+45	+45	+80
50～65%				50～65%				50～65%				50～65%			50～65%			50～65%
26	30	34	38	25	29	34	37	24	27	32	35	23	27	30	+0	+5	+5	+7
20	23	27	29	20	23	27	29	20	22	25	28	18	21	24				
600				600				600				600			+0	+0	+100	+400
500				500				500				500						
10				10				15				15			+0	+0	+0	+0
12				12				12				12			+2	+2	+2	+3
♂120				120				120				120			+0	+0	+0	+0
♀90				90				90				90						
100				100				100				100			+10	+10	+10	+40
1.2				1.2				1.2				1.2			+0	+0.2	+0.2	+0.3
0.9				0.9				0.9				0.9						
1.3				1.3				1.3				1.3			+0	+0.2	+0.2	+0.4
1.0				1.0				1.0				1.0						
16				16				16				16			+0	+2	+2	+4
14				14				14				14						
1.5				1.5				1.6				1.6			+0.4	+0.4	+0.4	+0.4
1.5				1.5				1.6				1.6						

	年齡(1) 營養素 單位	0～6月	7～12月	1～3歲	4～6歲	7～9歲	10～12歲	13～15歲	16～18歲
				(稍低)(適度)	(稍低)(適度)	(稍低)(適度)	(稍低)(適度)	(稍低)(適度)	(低)(稍低)(適度)(高)
	維生素B12 微克(μg)	AI=0.4	AI=0.6	0.9	1.2	1.5	♂2 / ♀2.2	2.4	2.4
	葉酸 微克(μg)	AI=70	AI=85	170	200	250	300	400	400
AI	膽素 毫克(mg)	140	160	180	220	280	350 / 350	♂460 / ♀380	500 / 370
AI	生物素 微克(μg)	5.0	6.5	9.0	12.0	16.0	20.0	25.0	27.0
AI	泛酸 毫克(mg)	1.7	1.8	2.0	2.5	3.0	4.0	4.5	5.0
AI	鈣 毫克(mg)	300	400	500	600	800	1000	1200	1200
AI	磷 毫克(mg)	200	300	400	500	600	800	1000	1000
	鎂 毫克(mg)	AI=25	AI=70	80	120	170	♂230 / ♀230	350 / 320	390 / 330
	鐵 毫克(mg)	7	10	10	10	10	15	15	15
AI	鋅 毫克(mg)	5	5	5	5	8	10	♂15 / ♀12	15 / 12
RDA	碘 微克(μg)	AI=110	AI=130	65	90	100	120	150	150
	硒 微克(μg)	AI=15	AI=20	20	25	30	40	50	55
AI	氟 毫克(mg)	0.1	0.4	0.7	1.0	1.5	2.0	3.0	3.0

※ 表中未標明 AI（足夠攝取量 Adequate Intakes）值者，即為 RDA（建議量 Recommended Dietary allowance）值（註）

(1) 年齡係以足歲計算。

(2) 1 大卡（Cal；kcal）= 4.184 仟焦耳（kj）。

(3)「低、稍低、適度、高」表示生活活動強度之程度。

(4) 動物性蛋白在總蛋白質中的比例，1 歲以下的嬰兒以佔 2/3 以上為宜。

(5) 日常國人膳食中之鐵質攝取量，不足以彌補婦女懷孕、分娩失血及泌乳時之損失，建議自懷孕第三期至分娩後兩個月 內每日另以鐵鹽供給 30 毫克之鐵質。

(6) R.E.（Retinol Equivalent）即視網醇當量。1μg R.E. = 1μg 視網醇（Retinol）= 6μg β- 胡蘿蔔素（β-Carotene）。

(7) 維生素 D 1μg = 40 I.U. 維生素 D。

(8) α-T.E.（α-Tocopherol Equivalent）即 α- 生育醇當量。1mg α-T.E. = 1mg α-Tocopherol。

(9) N.E.（Niacin Equivalent）即菸鹼素當量。菸鹼素包括菸鹼酸及菸鹼醯胺，以菸鹼素當量表示之。

(10) 根據大腦葡萄糖需要量設定碳水化合物之 EAR 或 RDA（詳請參見文本說明）。

19～30歲	31～50歲	51～70歲	71歲～以上	懷孕			哺乳期
(低)(稍低)(適度)(高)	(低)(稍低)(適度)(高)	(低)(稍低)(適度)(高)	(低)(稍低)(適度)	第一期	第二期	第三期	
2.4	2.4	2.4	2.4	+0.2	+0.2	+0.2	+0.4
400	400	400	400	+200	+200	+200	+100
450	450	450	450	+20	+20	+20	+140
390	390	390	390				
30.0	30.0	30.0	30.0	+0	+0	+0	+5.0
5.0	5.0	5.0	5.0	+1.0	+1.0	+1.0	+2.0
1000	1000	1000	1000	+0	+0	+0	+0
800	800	800	800	+0	+0	+0	+0
380	380	360	350	+35	+35	+35	+0
320	320	310	300				
♂10 ♀15	10 15	10	10	+0	+0	+30	+30
15	15	15	15	+3	+3	+3	+3
12	12	12	12				
150	150	150	150	75	75	75	100
55	55	55	55	+5	+5	+5	+15
3.0	3.0	3.0	3.0	+0	+0	+0	+0

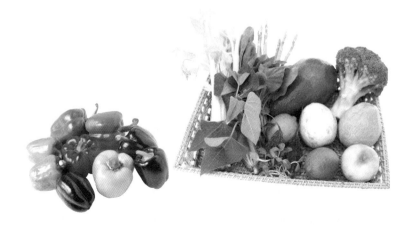

Family健康系列 HD5049

這樣吃素，健腦益智×抗病慢老×增肌保骨
打造50歲後的蔬療養生力

作　　者／花蓮慈濟醫學中心高齡整合照護科許晉譯醫師及營養師團隊
選　　書／陳玉春
主　　編／陳玉春
協力編輯／林子涵

協力主編／黃秋惠

行銷經理／王維君
業務經理／羅越華
總　編　輯／林小鈴
發　行　人／何飛鵬

出　　版／原水文化
　　　　　台北市民生東路二段141號8樓
　　　　　電話：02-2500-7008
　　　　　傳真：02-2502-7676
　　　　　原水部落格：http://citeh2o.pixnet.net
發　　行／英屬蓋曼群島商家庭傳媒股份有限公司城邦分公司
　　　　　台北市中山區民生東路二段141號11樓
　　　　　書虫客服服務專線：02-25007718；02-25007719
　　　　　24小時傳真專線：02-25001990；02-25001991
　　　　　服務時間：週一至週五上午09:30-12:00；下午13:30-17:00
讀者服務信箱E-mail：service@readingclub.com.tw
劃撥帳號／19863813；戶名：書虫股份有限公司
香港發行／城邦（香港）出版集團有限公司
　　　　　香港灣仔駱克道193號東超商業中心1樓
　　　　　電話：852-2508-6231　傳真：852-2578-9337
　　　　　電郵：hkcite@biznetvigator.com
馬新發行／城邦（馬新）出版集團【Cite(M)Sdn. Bhd.(458372U)】
　　　　　11, Jalan 30D/146, Desa Tasik,
　　　　　Sungai Besi, 57000 Kuala Lumpur, Malaysia.
　　　　　電話：603- 90563833　傳真：603- 90562833

城邦讀書花園
www.cite.com.tw

內頁設計／張曉珍
封面設計／許丁文
繪　　圖／林敬庭
攝　　影／徐榕志（子宇影像）
製版印刷／科億資訊科技有限公司
初　　版／2021年8月17日
定　　價／450元
ISBN：978-986-06439-3-0（平裝）
有著作權‧翻印必究（缺頁或破損請寄回更換）

感謝：佛教慈濟醫療財團法人人文傳播室、
花蓮慈濟醫學中心公共傳播室　協助本書出版相關事宜。

國家圖書館出版品預行編目資料

打造50歲後的蔬療養生力：這樣吃素，健腦益智×抗
病慢老×增肌保骨/花蓮慈濟醫學中心高齡整合照護
科許晉譯醫師及營養師團隊作. -- 初版. -- 臺北市：
原水文化出版：英屬蓋曼群島商家庭傳媒股份有限公
司城邦分公司發行, 2021.08
　面；　公分. -- (Family健康飲食；HD5049)
ISBN 978-986-06439-3-0(平裝)

1.食療 2.健康飲食 3.中老年人保健

418.91　　　　　　　　　　　　　　　110005680